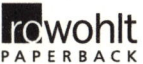
rowohlt
PAPERBACK

W0173948

DR. JOHANNES G. MAYER

DAS GEHEIME HEILWISSEN DER KLOSTERFRAUEN

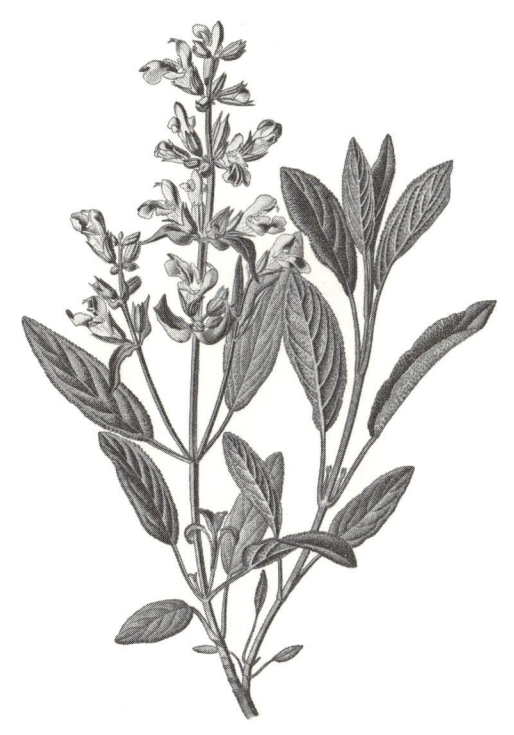

ROWOHLT TASCHENBUCH VERLAG

Originalausgabe
Veröffentlicht im Rowohlt Taschenbuch Verlag,
Reinbek bei Hamburg, Mai 2008
Copyright © 2008 by Rowohlt Verlag GmbH,
Reinbek bei Hamburg
Umschlaggestaltung ZERO Werbeagentur, München
(Illustrationsnachweis: Andreas Schätzle/mauritius images;
Ashmolean Museum, University of Oxford,
UK/Bridgeman Berlin)
Buchgestaltung Anja Sicka, Hamburg
Satz aus der Joana PostScript, InDesign,
Pinkuin Satz und Datentechnik, Berlin
Druck und Bindung CPI – Clausen & Bosse, Leck
Printed in Germany
ISBN 978 3 499 62373 8

INHALT

TEIL II
DIE HEILKUNDE DER
KLOSTERFRAUEN

THERAPIEN

NACH HILDEGARD VON BINGEN

TEIL III

DIE HEILKRÄUTER DER

KLOSTERFRAUEN

EINLEITUNG

EIN ZEITALTER DER FRAUEN?

Nach wie vor gilt das Mittelalter als eine «dunkle» Epoche der Unwissenheit, Unfreiheit und des Aberglaubens, die von den brennenden Scheiterhaufen der Hexenverfolgung makaber erhellt wird. Die moderne Forschung zeichnet jedoch ein ganz anderes Bild. So gehören Hexenverfolgung, staatlicher Terror und Aberglaube mehr zur Neuzeit als ins Mittelalter. Natürlich waren die technischen Möglichkeiten damals unvergleichlich gering, dafür waren andere Fähigkeiten sehr viel stärker ausgeprägt als heute. Die Menschen hatten offensichtlich ein feines Gespür für die Vorgänge im eigenen Körper und eine gute Beobachtungsgabe für die Natur. Dies zeigt sich gerade an den medizinischen Werken der Nonnen und Mönche, die wir in der Forschergruppe Klostermedizin an der Universität Würzburg seit vielen Jahren sammeln und untersuchen. Die Kenntnisse von den Heilpflanzen und die raffinierte Zusammensetzung der Rezepturen verblüffen immer wieder aufs Neue.

Besonders die Zeit des 11. bis 13. Jahrhunderts erweist sich als eine Periode der medizinischen Renaissance. In den Klöstern werden nicht nur die großen Kenntnisse der antiken Medizin bewahrt und weitergegeben, sondern auch die Schriften der Ärzte der arabischen Welt ins Lateinische übersetzt und das volksmedizinische Wissen gesammelt.

Sowohl an der Geschichte der Klostermedizin als auch an der Entwicklung der medizinischen Universität, die von Italien ausging, hatten Frauen einen überraschend großen Anteil. Von ihrem Wirken und ihren Kenntnissen handelt dieses Buch.

Im hohen Mittelalter gibt es eine Periode, in der Frauen besonders hervortreten. Sie reicht vom Beginn des 12. bis zur Mitte des 13. Jahrhunderts. Es ist die Zeit, in der das Geschlecht der Staufer seinen Aufstieg und Untergang erlebte, die Zeit des Hohen Minnesangs und des höfischen Romans.

In der ersten Hälfte des 12. Jahrhunderts trug sich in Paris das Liebesdrama zwischen dem Philosophen Abaelard und seiner Schülerin Heloise zu: Der aus der Bretagne stammende Petrus Abaelard lehrte mit größtem Erfolg Dialektik und Theologie an der Kathedralschule in Paris (ab 1113). Nebenbei unterrichtete er im Haus des Kanonikers Fulbert dessen achtzehnjährige schöne und geistreiche Nichte Heloise, mit der er ein

Liebesverhältnis anknüpfte und unterhielt, das nicht ohne Folgen blieb: Abaelard brachte Heloise in seine Heimat zu seiner Schwester, wo sie einem Jungen das Leben schenkte. Er erklärte sich unter der Bedingung zur Eheschließung bereit, dass sie geheim gehalten würde, damit er in seiner geistlichen Laufbahn nicht gehemmt werde. Fulbert war damit einverstanden, hielt sich aber nicht an die Vereinbarung, sodass die Ehe bekannt wurde. Abaelard brachte seine Gattin in das Benediktinerinnenkloster Argenteuil bei Paris, wo sie einst erzogen worden war. Dies weckte in Fulbert den Verdacht, Abaelard wolle sich auf diese Weise von seiner Nichte lösen. Fulbert ließ deshalb Abaelard bei Nacht überfallen und entmannen, weil er – als unvollständiger Mann – nun von klerikalen Würden ausgeschlossen war. Die Täter wurden hingerichtet, und Abaelard trat um 1119 in das Kloster St. Denis ein, während Heloise in Argenteuil Nonne wurde.

Der Briefwechsel zwischen den beiden gehört zu den Höhepunkten mittelalterlicher Literatur. Heloise zeigt sich in ihren Briefen ihrem Geliebten geistig völlig gewachsen, und Abaelard gilt immerhin zu Recht als der größte Intellektuelle seiner Zeit.

Auch das sehr bewegte Leben der größten Dame dieser Epoche, Eleonore von Aquitanien, endete im Kloster. Als Tochter des ersten Minnesängers Wilhelm X. wurde sie vermutlich 1122 geboren und wuchs am kultivierten poitevinischen Hof in Südfrankreich auf. 1137 erbte Eleonore das Herzogtum Aquitanien, da ihr Bruder bereits früh gestorben war. Im selben Jahr heiratete die sehr gebildete Prinzessin fünfzehnjährig den französischen König Ludwig VII.

Ludwig − ursprünglich für das geistliche Leben bestimmt − war äußerst fromm und neigte zu einem mönchischen Leben. Von 1145 bis 1147 unternahm er einen ebenso strapaziösen wie erfolglosen Kreuzzug, auf dem ihn Eleonore begleitete. Aus der Ehe gingen nur zwei Töchter hervor, und 1152 wurde sie schließlich wegen einer angeblich zu engen verwandtschaftlichen Bindung annulliert. Noch im gleichen Jahr heiratete Eleonore den englischen König Heinrich II. Plantagenet − ein Affront gegen ihren vorigen Ehemann, den französischen König. Da Eleonore ihr Erbe Aquitanien mit in die Ehe brachte, konnte der englische König nun Südfrankreich kontrollieren, die im Norden gelegene Normandie gehörte ihm bereits.

Die Ehe von Eleonore und Heinrich war zunächst glücklich. Acht Kinder gingen aus der Verbindung hervor, darunter der berühmte Richard Löwenherz und Johann Ohneland. Doch als Eleonores Söhne mit ihrer Unterstützung die Königswürde beanspruchten − Heinrich hatte sich inzwischen der «schönen Rosamunde» zugewandt −, erhielt sie Hausarrest. Erst mit dem Tod Heinrichs kam sie nach zehn Jahren wieder frei, und ihr Sohn Richard bestieg den Thron. Während seines Kreuzzugs und seiner Gefangenschaft in Österreich übernahm sie de facto die Regierungsgeschäfte. Richard starb schließlich durch einen Pfeil verwundet in ihren Armen.

Eleonore von Aquitanien war die wichtigste Mäzenin der Literatur im Mittelalter. Höfische Romane wie *Lanzelot*, *Parzival* oder *Tristan und Isolde* konnten durch ihre Förderung geschaffen werden. Hochbetagt zog sie sich als Nonne in das von ihr unterstützte Kloster Fontevrault zurück, wo sie mit 82 Jahren am 1. April 1204 starb. Sie selbst wurde zur vielbesungenen Figur des Minnesangs.

Eleonore prägte aber nicht nur die Kultur ihres Jahrhunderts wie kaum eine andere zeitgenössische Person, ihre zweite Ehe mit Heinrich II. Plantagenet schuf auch die politische Situation, die zum hundertjährigen Krieg zwischen Frankreich und England führte, durch den wiederum Johanna von Orleans in die Geschichte eintrat.

Gut 20 Jahre vor Eleonore wurde Hildegard von Bingen geboren, die zweite bedeutende Frau des 12. Jahrhunderts. Weniger bekannt, aber kulturell ebenfalls bedeutsam war Herrad von Landsberg. Sie leitete als Äbtissin von 1167 bis 1195 das Frauenkloster Hohenburg auf dem Odilienberg im Elsaß. Dort verfasste sie um 1180 den *Hortus Deliciarum*, eine Art Enzyklopädie, die geistliches Wissen und mittelalterliche Naturkunde in Text und Bildern darstellte. Das Original verbrannte 1870 im deutsch-französischen Krieg bei der Beschießung Straßburgs durch die Preußen.

Hildegard von Bingen, Herrad von Landsberg, aber auch Hedwig von Schlesien, die ihre Ausbildung im Kloster Kitzingen (Mainfranken) erhielt, zeigen den hohen Bildungsstand und das Selbstbewusstsein der Klosterfrauen dieser Zeit. In der Regel waren die adeligen Damen gebildeter als ihre Ehemänner.

Frauen wie Hildegard und Eleonore prägten das 12. Jahrhundert ganz wesentlich, sodass man durchaus von einem Zeitalter der Frauen sprechen kann. Weltliches Leben am Hof und geistliches Leben im Kloster waren dabei keine Gegensätze, sondern beeinflussten sich gegenseitig. Ein Lebensweg konnte vom Hof in die klösterliche Ausbildung und von dort zum weltlichen Handeln am Hof führen, bis er sich wiederum im Kloster vollendete, wie das bei Hedwig von Schlesien der Fall war.

Zur Ausbildung im Kloster gehörten nicht nur das Erlernen von Lesen und Schreiben und religiöse Katechese, sondern auch praktische Fähigkeiten, nicht zuletzt heilkundliches Wissen. Schließlich sollte sich jedes Kloster so weit wie möglich selbst versorgen können, dabei hatte die Pflege von Kranken und Alten einen zentralen Stellenwert. Dies hatte der Gründer des Benediktinerordens, Benedikt von Nursia, in seiner Klosterregel von etwa 527 festgelegt.

In der Heilkunde der Nonnen finden sich im Hohen Mittelalter auch Gebräuche der Volksmedizin, etwa in den Schriften der Hildegard von Bingen. Denn selbstverständlich sorgte damals jede verheiratete Frau für die Pflege in ihrer Familie, sowohl bei den Kindern als auch bei den greisen Familienmitgliedern. Frauen traten zu dieser Zeit in der Medizin jedoch auch da auf, wo man nicht mit ihnen rechnet: an der Hochschule.

Im Spätmittelalter und am Übergang vom Mittelalter zur Neuzeit, im Zeitalter von Humanismus und Reformation wurden die Frauen in vielen Berufen wieder zurückgedrängt. Es blieben noch Kinder und Küche, selbst in der Kirche spielten sie wieder eine geringe Rolle, und der Gang ins Kloster – angesichts des damaligen Ehelebens eine oft gewählte Alternative –, stand in den protestantischen Regionen nun nicht mehr zur Verfügung.

Von dem Vermächtnis der Klosterfrauen können wir jedoch heute noch profitieren. Viele Konzepte und Rezepte ihrer Heilkunde besitzen eine erstaunliche Aktualität und Gültigkeit.

TEIL I

HEILENDE FRAUEN

TROTA UND DIE FRAUEN
VON SALERNO

Jede zeitgemäße Medizingeschichte besitzt ein Kapitel über «medizinisches Frauenstudium». Darin ist zu erfahren, dass seit der Mitte des 19. Jahrhunderts Frauen zum Medizinstudium zugelassen wurden. Vorreiter waren dabei die Vereinigten Staaten von Amerika (ab 1850/56). Die wichtigsten europäischen Staaten zogen in den sechziger und siebziger Jahren des 19. Jahrhunderts nach. Unrühmliche Ausnahmen stellen die deutschen Staaten dar, die damals im Wilhelminischen Kaiserreich zusammengeschlossen waren. Noch im Jahr 1872 begründete der Anatomieprofessor Theodor von Bischoff in München die Nichtzulassung von Frauen zum Medizinstudium mit dem geringeren Gewicht des weiblichen Gehirns. Erst ab dem Jahr 1900 konnten sich Frauen für ein vollwertiges Studium der Medizin an einer Universität einschreiben. Zuerst in Heidelberg und Freiburg, in Berlin ab 1908. Noch bis 1918 mussten sie den Hörsaal verlassen, wenn der dozierende Professor dies verlangte.

Im «finsteren» Mittelalter sah das offensichtlich ganz anders aus, besonders in Italien. Eine ganze Reihe von Ärztinnen ist bis heute bekannt. Sie trugen Namen wie Sigelgaita, Rebecca Guarna, Abella, Francesca Romano oder Constanza Calenda. Allein in Neapel wirkten, soweit wir heute wissen, zwischen 1270 und 1410 insgesamt 24 Chirurginnen.

DIE MEDIZINSCHULE
VON SALERNO

Die «Keimzelle» der mittelalterlichen Ärztin ist die süditalienische Stadt Salerno, das Zentrum der europäischen Medizin im 12. Jahrhundert. Salerno liegt in einer engen Meeresbucht etwa 50 Kilometer südlich von Neapel. In dieser Bischofsstadt beschäftigte man sich bereits kurz vor der ersten Millenniumswende, also vor 1000, intensiv mit der Medizin. Den entsprechenden Anstoß gab vermutlich das nicht allzu weit entfernte Stammkloster der Benediktiner, das hoch in den Bergen gelegene Monte Cassino. In Salerno unterhielt diese Abtei eine Art Sanatorium für die Brüder, die aus gesundheitlichen Gründen dem Leben in den Bergen nicht gewachsen waren. Sie sollten hier neue Kraft schöpfen.

Einer Legende nach soll die Medizinschule jedoch von einem Christen, einem Juden und einem Moslem gegründet worden sein – eine Legende, die auf die Tatsache hinweist, dass Süditalien in dieser Zeit ein Schmelztiegel verschiedener Kulturen war. Ganz Süditalien bildete in der Antike das größte griechische Siedlungsgebiet, auch heute noch leben dort griechische Familien. Im «Arabersturm» wurden Sizilien und Teile Süditaliens im 8. Jahrhundert von Arabern erobert. Salerno, ein langobardisches Fürstentum, wehrte sich mühsam gegen die Araber, bis es schließlich 1077 von den Normannen eingenommen wurde. Dieses Völkergemisch bescherte Salerno schließlich eine kulturelle Blüte im hohen Mittelalter.

Die Medizinschule in Salerno verdankt ihren großen Aufschwung einem Mann aus Nordafrika, Constantinus Africanus. Dieser Constantin wurde um 1010 wahrscheinlich in Karthago geboren. Als junger Mann ging er für mehrere Jahre nach Kairo, wo er sich unter anderem in der Medizin bildete. Nach einer Handschrift, die heute in Erfurt liegt, soll er als Händler von Arzneimitteln auf dem Mittelmeer unterwegs gewesen sein. Constantin kehrte nach etwa 40 Jahren in seine Heimat zurück und ließ sich in Kairuan, Tunesien, nieder. Hier hatten zuvor mit Isaak Judaeus und Ibn al-Gazzar bereits zwei der besten Ärzte des Mittelalters gewirkt.

Als die Situation in Kairuan aufgrund kriegerischer Nomadenstämme unsicher wurde, kam Constantin 1063 nach Salerno, das bereits zu diesem Zeitpunkt das Zentrum der abendländisch-christlichen Medizin war. Erzbischof Alfanus setzte sich für ihn ein, und auf seine Empfehlung trat Constantin schließlich in das Kloster Monte Cassino ein. Hier in Süditalien erkannte er schnell, dass der Wissensstand der Medizin in der arabisch geprägten Welt wesentlich höher war als in Europa. Deshalb begann er zentrale medizinische Werke aus dem Arabischen ins Lateinische zu übersetzen. Dabei schuf er kompakte Lehrbücher, die die Medizin auf eine ganz neue Stufe stellten. Salerno wurde damit endgültig zum unumstrittenen Zentrum der europäischen Medizin. Im Jahr 1087 starb Constantin in Monte Cassino.

In den folgenden Jahren schrieben die Ärzte und Lehrkräfte von Salerno auf der Basis der Constantinischen Werke eigenständige Kompendien für die verschiedenen Bereiche der Medizin und Pharmazie. Diese Werke waren nicht nur eine Fortsetzung der arabischen Medizin, die Ärzte von Salerno brachten vielmehr ihre eigenen praktischen Erfahrungen ein, systematisierten das medizinisch-pharmazeutische Wissen und entwickelten dabei eine klare medizinische Fachsprache.

In der ersten Hälfte des 12. Jahrhunderts erreichte die Medizinschule ihren Höhepunkt. Zahlreiche Namen sind uns aus dieser Zeit erhalten: Bartholomäus, Copho, Ferrarius, Maurus, Petronius, Urso oder Nikolaus (Salernitanus). Von großer Bedeutung war die Ärztefamilie der Platearii, die gleich vier Autoritäten in der medizinischen Literatur vorweisen kann. Dies sind Johannes Platearius der Ältere und der Jüngere, Vater und Sohn, außerdem Matthäus Platearius, vielleicht ein Neffe oder Bruder des jüngeren Johannes Platearius, und nicht zuletzt die «Mater Platearii», die Mutter der Platearii. Allem Anschein nach handelt es sich dabei um die Mutter von Johannes Platearius dem Jüngeren und damit um die Frau des Johannes Platearius des Älteren. Von den beiden Medizinern sind uns keine eigenen Schriften bekannt, dafür werden sie von Johannes Platearius dem Jüngeren in seinen *Curae* (Therapien) als erfahrene Therapeuten zitiert.

Die *Curae* wurden zu einem Standardwerk der salernitanischen Medizin. Noch bedeutender wurde eine Arzneimittellehre, die auf den bereits erwähnten Matthäus Platearius zurückgehen soll, und unter mehreren Titeln verbreitet wurde, meist jedoch nach den Eingangsworten der Vorrede *Circa instans* benannt wurde. Das *Circa instans* entwickelte sich zum grundlegenden Werk der europäischen Pharmazie im Mittelalter. Es war über Jahrhunderte das europäische Arzneibuch für einfache, d. h. nicht aus mehreren Mitteln zusammengesetzte Arzneimittel.

Beide Kompendien, das *Circa instans* und die *Curae*, sind heute wichtige Zeugnisse für die ärztliche Tätigkeit der Frauen in Salerno.

Über die «Mater Platearii» ist leider nicht sehr viel bekannt. Auf jeden Fall muss sie ein großes Ansehen genossen haben, sonst würde man nicht bei schwierigen Fällen auf sie hinweisen. So erfahren wir im Kapitel «Ambra» aus dem *Circa instans*, dass sie eine Frau bei einem hysterischen Ohnmachtsanfall geheilt hat, indem sie einen Wundtampon mit Öl tränkte, diesen anzündete, das Feuer wieder ausblies und den noch rauchenden Tampon der Leidenden unter die Nase hielt. Die Patientin soll aus einer Adelsfamilie gewesen sein. Da dies ausdrücklich erwähnt wird, heißt das wohl: Schon damals litten bevorzugt vornehme Damen unter diesen Anfällen und nicht erst im Zeitalter der Empfindsamkeit.

Einen hysterischen Ohnmachtsanfall erklärten sich die Ärztinnen und Ärzte Salernos als eine Art Erstickungsanfall, der durch einen «Aufstieg» der Gebärmutter verursacht wird. Vor allem keusch lebende Jungfrauen und Witwen litten darunter. Die salernitanische Medizin ging davon aus, dass nicht nur der Mann, sondern auch die Frau durch eine Samenflüssigkeit zur Zeugung beisteuerte (das menschliche Ei wurde erst zu Beginn des 19. Jahrhunderts entdeckt): Lebt eine Frau enthaltsam, so verdirbt die ungenutzte Samenflüssigkeit und wird giftig. Es bildet sich

Dampf, die Gebärmutter wird aufgebläht, steigt auf, und es kommt zu einem Druck von unten auf die Atmungsorgane. Deshalb haben die Frauen das Gefühl zu ersticken. Dieser Vorgang könne auch durch Stauung der Monatsblutung hervorgerufen werden. Diese Erklärung findet sich in den *Curae* des Johannes Platearius.

Erwähnt wird außerdem, dass die Mutter des Platearius eine Patientin mit Bergminze gegen Tenasmus – schmerzhaften Stuhldrang ohne Entleerung – heilte, indem sie ihr einen Umschlag aus Honig, Bergminze und Baumharz zubereitet hat. In diesem Zusammenhang werden im *Circa instans* auch gewisse «Mulieres salernitanae» (Frauen von Salerno) erwähnt, die einen Ausfluss aus der Scheide mit einem warmen Wickel von Bergminzentee kurierten.

TROTA UND DIE TROTULA

Während die «Mater Platearii» ohne eigenen Namen überliefert wird, wird eine Ärztin aus der Hochblüte Salernos in den Quellen namentlich genannt: Trota oder auch Trotula. Allerdings dürfte das nicht ihr Name gewesen sein, denn Trota heißt zu deutsch schlicht «Forelle», Trotula wäre demnach die «kleine Forelle». Es handelt sich wahrscheinlich um einen Kosenamen. Es wurde auch spekuliert, ob diese Trota oder Trotula nicht mit der «Mater Platearii» identisch sei. Dies lässt sich weder beweisen noch endgültig widerlegen. Nach dem aktuellen Stand der Forschung, der vor allem durch die Arbeiten der amerikanischen Medizinhistorikerin Monica Helen Green bestimmt wird, war Trota der Name der Autorin, während mit *Trotula* ihr Werk bezeichnet wurde.

Von Trota sind nicht nur Zitate erhalten, sondern auch eine sogenannte «Practica», die *Practica secundam Trotam*. Mehrere Autoritäten der Medizinschule von Salerno haben Werke diesen Typs verfasst. In einer «Practica» werden die wichtigsten Krankheiten und ihre Therapiemöglichkeiten beschrieben. Jedes Kapitel gliedert sich in drei Hauptpunkte. Der erste Teil beschreibt die Ursachen der Krankheit, die «causae». Danach werden die Zeichen («signa») beschrieben, an welchen diese Krankheiten zu erkennen sind; dabei geht es also um die Diagnose. Den Abschluss bilden die Therapien («curae»), die zur Heilung des Kranken oder zumindest zur Linderung seiner Beschwerden empfohlen wurden. Diese Tradition findet sich auch bei Hildegard von Bingen: Eine ihrer beiden medizinischen Schriften wurde – allerdings erst posthum – mit *Causae et curae* (Ursachen und Behandlungen) betitelt.

Das bedeutendste Werk dieser Gattung der «Practica» sind die bereits erwähnten *Curae* des Johannes Platearius des Jüngeren. Kurz nach Mitte des 12. Jahrhunderts wurde außerdem eine riesige «Practica» geschaffen, indem ein anonymer Kompilator die Aussagen der größten Autoritäten der Schule von Salerno zu den Krankheiten und ihren Therapien systematisch zusammentrug. Die Basis bildeten die *Curae* des Johannes Platearius, denen die Aussagen von

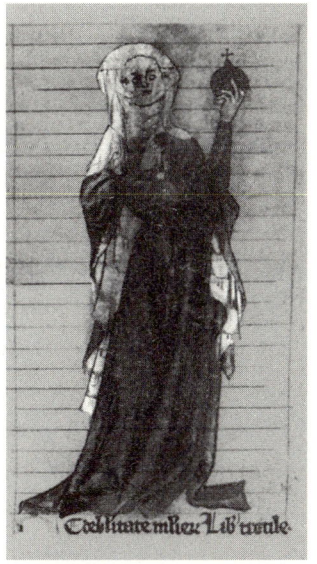

Abbildung der Trota in einer mittelalterlichen Handschrift.

Constantinus Africanus, Bartholomäus Salernitanus und auch Auszüge aus der *Trotula* beigefügt wurden. Dieses Werk ging unter dem Titel *De aegritudinum curatione* (Von der Heilung der Krankheiten) in die Medizingeschichte ein. Die Aufnahme Trotas in diesen Kreis der Meister zeigt die sehr hohe Wertschätzung der Medizinerin.

Bis heute sind mehrere Legenden über Trota und ihre *Trotula* verbreitet, nicht zuletzt im Internet. So soll sie aus dem Adelsgeschlecht der Ruggieri stammen, Johannes Platearius (den Älteren) geheiratet haben und im Jahr 1097 verstorben sein. Dies alles kann jedoch nicht belegt werden, auf jeden Fall aber muss sie später gelebt haben. Wie neuere Forschungen ergaben, wirkten Johannes Platearius der Jüngere und Matthäus Platearius etwa zwischen 1140 und 1160. Auch die meisten anderen Autoritäten – abgesehen von Constantinus Africanus – haben ihre Werke um diese Zeit oder nur wenig früher geschaffen. So dürfte auch die berühmte Ärztin in der ersten Hälfte des 12. Jahrhunderts gelebt haben.

Sicher ist, dass die bereits erwähnte *Practica secundam Trotam* von ihr geschrieben wurde. Ein Schwerpunkt des Werkes liegt auf dem Bereich der Gynäkologie und Geburtsheilkunde. Daneben werden auch Kinderkrankheiten sowie Hauterkrankungen und Magenleiden behandelt. Drei weitere Traktate sind ihr erst später zugeschrieben worden, stammen also nicht aus ihrer Feder. Dabei handelt es sich um einen Traktat zur Frauen- und Kinderheilkunde, der auch den Titel *Trotula maior* trägt, dieser Text geht auf eine Übersetzung aus dem Arabischen zurück. Der zweite Traktat, *Trotula minor*, bietet zusätzlich zur Gynäkologie auch kosmetische Rezepte, der dritte, *De ornatu mulierum* (Über die Schönheitspflege der Frauen), ist ein Text, der ausschließlich kosmetische Hinweise gibt. Ursprünglich wurden diese Traktate alle anonym, also ohne einen Autorennamen überliefert. Dass sie schließlich Trota zugeschrieben wurden, ist ein weiteres Zeugnis für das Ansehen, das diese Frau im Mittelalter genoss.

DIE FRAUEN VON SALERNO

Während Trota zu den sieben großen Meistern der Medizinschule von Salerno gezählt wurde, gab es noch weitere weibliche Autoritäten in der Stadt, die zwar keinen «akademischen» Rang besaßen, von den salernitanischen Ärzten aber offensichtlich durchaus geachtet wurden. In der Medizinliteratur Salernos werden sie ganz allgemein «Mulieres salernitanae», die salernitanischen Frauen, genannt. Wichtigste Quellen sind – wie schon bei der «Mater Platearii» – das *Circa instans* des Matthäus und die *Curae* des Johannes Platearius.

Es wurde lange darüber diskutiert, ob es einen weiblichen Lehrkörper an der Medizinschule gegeben hat, oder ob es sich bei den «Mulieres salernitanae» vielleicht um Hebammen handelte, die mit der Schule in Verbindung standen. Sieht man sich die Rezepte und Therapiemethoden an, die mit dem Hinweis auf die salernitanischen Frauen mitgeteilt werden, dann zeigen sich deutliche Unterschiede zu dem, was Trota und ihre männlichen Kollegen in der Medizinschule lehrten. Die folgenden Therapien sind auf keinen Fall zur Nachahmung empfohlen, sie sollen nur den Charakter der Methoden der «Mulieres salernitanae» verdeutlichen.

Im Kapitel zum Alpenveilchen (*Cyclamen*), das auch Erdapfel und Schweinebrot genannt wurde, führt das *Circa instans* gleich zweimal Frauen von Salerno an. Eine der Frauen von Salerno soll herausgefunden haben, dass die knollige Wurzel des Alpenveilchens bei Feigwarzen und Hämorrhoiden hilft. Dies weist schon auf eine Fachfrau hin.

Ganz anders sieht es bei der Therapie aus, die am Ende des Kapitels zu lesen ist: Die Frauen von Salerno nehmen am letzten Donnerstag des abnehmenden Mondes eine Veilchenknolle, legen sie auf die Milz des oder der Leidenden und schneiden sie in drei Teile, indem sie dreimal fragen: «Worein schneidest du?» Und der oder die Kranke antwortet: «In die Milz.» Dann hängen sie die Wurzelstücke zum Trocknen auf, indem sie sprechen: «Wie diese Veilchenknollenteile austrocknen und schwinden, so gehe es auch der entzündeten Milz!» Im Anschluss an dieses Ritual wird die Körperpartie noch mit einer Salbe, die aus den Knollen zubereitet wurde, behandelt.

Diese Therapieanweisung zeigt eine Mischung aus magischem Ritual und Arzneigabe, wie sie für die volksmedizinische Praxis üblich ist. Die Meister der Medizinschule von Salerno arbeiteten normalerweise ohne Magie und Sternenkunde, weder Mondphasen noch magische Rituale spielten in ihrem System eine Rolle. Trotzdem teilt Matthäus Platearius dieses Verfahren der Frauen von Salerno ohne jede kritische Anmerkung mit.

Im Kapitel zum Schlafmohn berichtet Matthäus Platearius außerdem, dass die Frauen von Salerno zur Beruhigung der Säuglinge in die erste Milch Pulver von Schlafmohn geben. Diese Beruhigungsmethode kann sowohl auf Ammen und Hebammen als auch ganz allgemein auf Hausfrauen zurückgehen.

Das Glaskraut oder Mauerblümchen (*Parietaria officinalis*) ist heute als Arzneipflanze kaum noch bekannt. Auf ihre Nutzung in der Apotheke vergangener Zeiten weist jedoch noch der Zusatz «officinalis» im botanischen Namen hin. Bei Verdauungsproblemen, die durch trägen Magen oder Darm verursacht wurden, oder bei Windblähungen stellten die Frauen von Salerno Fladen aus Glaskraut, Wasser und Mehl her. Die Gerb- und Bitterstoffe des Glaskrautes könnten hier einen positiven Effekt erzielt haben. Das Rezept spricht eher für Hausfrauen und Volksmedizin, es zeigt aber auch Parallelen zu den Rezepten von Hildegard von Bingen, die ihre Kräuter und Gewürzdrogen auch gern in Gebäck verabreichte.

Ein weiterer Hinweis auf die Frauen von Salerno im *Circa instans* erfolgt im Kapitel zur Poleiminze (*Mentha pulegium*), eine große Arzneipflanze der Klostermedizin, die heute im Mittelmeerraum sehr beliebt ist. Mit der Abkochung (Tee) der Poleiminze wurden Wickel gegen Ausfluss der Vagina und starke Mandelentzündungen hergestellt. Es heißt, dass die Frauen diesen Wickel sehr häufig anwenden.

Die letzten beiden Therapieanweisungen aus dem *Circa instans*, die den Frauen von Salerno zugewiesen werden, sind nahezu gleich. Es handelt sich um die Herstellung von Scheidenzäpfchen, die eine ausbleibende Menstruation herbeiführen aber auch die Empfängnisfähigkeit fördern sollen. Im Gegensatz zur modernen Sichtweise war das Wissen um die Herbeiführung einer Schwangerschaft damals wesentlich wichtiger als die Empfängnisverhütung: ohne Kinder keine Altersversorgung, keine Pflege bei Krankheit und oft auch keine frischen Arbeitskräfte. Kinderlosigkeit stellte für die allermeisten Frauen eine Katastrophe dar, ein Problem, das durch die hohe Kindersterblichkeit noch verstärkt wurde.

Im ersten Fall werden Rosmarinblüten in Moschusöl gekocht, die Blüten werden dann zu einem Zäpfchen verarbeitet, und diese Scheidenzäpfchen führen sich die Frauen von Salerno selber ein, wie es wörtlich heißt. Im zweiten Fall wird das Scheidenzäpfchen aus Narde (Speik), Moschusöl und Baumwolle hergestellt. Wiederum wird betont, dass die Frauen sich die Zäpfchen selbst einführen.

Johannes Platearius liefert in seinen *Curae* außerdem eine Schilderung, wie die Frauen von Salerno Bläschen, vermutlich Ekzeme, am Glied ihrer Männer behandeln; dabei spielen Kohlblätter eine wichtige Rolle.

Die Mehrheit der Beschreibungen legt die Vermutung nahe, dass es sich bei den Therapien der Frauen von Salerno um Heilgebräuche handelte, die in den salernitanischen Familien üblich waren. Das heißt, dass mit «Mulieres salernitanae» keine spezielle Berufsgruppe, seien es nun Ärztinnen, Hebammen oder Ammen bezeichnet wurden, sondern tatsächlich schlicht die Hausfrauen von Salerno. Durch ihre Aufnahme in die Werke der Platearii wurden sie zu medizinischen Autoritäten für das ganze Mittelalter. Einige Jahrhunderte später, im Zeitalter von Humanismus und Reformation, wäre das nicht möglich gewesen, da hat man – zumindest in Deutschland – Frauen massenhaft als Hexen verfolgt. In Italien hat eine derartige Verfolgung nie stattgefunden.

HEILIGE FRAUEN

KLOSTERFRAUEN

Nonnen gibt es in den christlichen Kirchen fast genauso lange wie Mönche, in Forschung und Literatur führen sie jedoch nur ein Schattendasein. In Standardwerken wie *Mönchtum in Ost und West* (2002) kommen Nonnen gar nicht vor. In dem schönen und riesigen Buch *Benedictus* (1980), das die Geschichte der Benediktiner in Wort und Bild darstellt, finden sich zwar beeindruckende mittelalterliche Bilder von Nonnen, dem Leser bleibt aber die Frage unbeantwortet, wie es zum Orden der Benediktinerinnen kam. Nach dem Taschenbuch *Orden und Klöster* (2002) gab es weder Benediktinerinnen noch Augustinerchorfrauen noch Prämonstratenserinnen, lediglich den Beginen wird ein kurzes Kapitel gewidmet. Und selbst Gudrun Gleba kommt in ihrem Buch *Klosterleben im Mittelalter* (2004) erst nach der Behandlung der Bettelorden (Franziskaner und Dominikaner) auf Elisabeth von Thüringen und wiederum auf die Beginen zu sprechen. Eine Hildegard von Bingen oder eine Herrad von Landsberg haben nach diesen Büchern keine große Rolle gespielt.

Als unser Würzburger Seminar bei einer Ausstellung der Badischen Landesbibliothek in Karlsruhe im Herbst 2006 eine Handschrift aus dem Zisterzienserinnenkloster Wonnental im Breisgau vorfand, die sowohl vom literarischen Niveau als auch von der bildnerischen Gestaltung her nur als sensationell bezeichnet werden kann, konnte uns niemand den Hintergrund dieses mittelalterlichen Kleinods erklären. Die wunderbare Handschrift gehört übrigens zu dem Buchbestand, den der baden-württembergische Ministerpräsident Günther Oettinger veräußern wollte.

Das abendländische Mönchtum, insbesondere die Benediktiner sowie die irischen und angelsächsischen Mönche, wird zu Recht als Hüter von Kultur und Bildung im frühen und hohen Mittelalter gepriesen. Der Anteil der Frauenkonvente an diesem Verdienst ist jedoch bislang unterschätzt worden. Dabei war das Erlernen der Lesefähigkeit auch für Frauen eine unabdingbare Voraussetzung für das geistliche Leben.

Der Tag erhielt in einem Frauenkonvent, ebenso wie in einem Männerkloster, seinen Rhythmus durch die sieben Gebetszeiten. Diese bestanden und bestehen bis heute vor allem aus dem Singen der Psalmen, was ebenso wie alle übrigen Gebete selbstverständlich in der Sprache der Kirche erfolgte. Und das war in Westeuropa die lateinische Sprache. Dazu kamen noch die Lesungen, die zum Beispiel während der Mahlzeiten vorgetragen wurden. Beim Essen herrschte das Schweigegebot, dafür las eine Nonne aus erbaulichen Texten der Kirchenväter, der Kirchenlehrer oder anderer Autoren vor.

Um die Texte lesen und verstehen zu können, waren also gute Grundkenntnisse in Latein erforderlich. Deshalb wurde auch in Frauenklöstern Sprachunterricht erteilt, an dem nicht nur Anwärterinnen für das Klosterleben, sondern auch adelige Mädchen teilnahmen, die für ein weltliches Leben bestimmt waren. Grundlage des ersten Unterrichts bildeten die Psalmen und die wichtigsten Gebete, wie das «Pater noster», sowie Hymnen. Dann folgten Evangelien und schließlich weitere Bücher der Bibel sowie Bibelkommentare. Auch Texte der Klassiker, wie etwa die Briefe des Seneca, wurden zum Lateinstudium hinzugezogen.

Das Schreiben war, anders als heute, im Mittelalter eine eigene Kunst. Deshalb gab es Menschen, die zwar des Lesens, aber nicht des Schreibens mächtig waren. Schreiben war eine Art Handwerk, das von hochgestellten Personen nicht gepflegt wurde, dazu hatte man seinen Schreiber. Auch Hildegard von Bingen besaß als Äbtissin immer einen eigenen Schreiber. Wer Bücher für die Stundengebete, Messen und Lesungen haben wollte, musste diese mühsam abschreiben. Aus diesem Grund hatten viele Klöster eigene Schreibschulen, Miniaturenmaler und Buchwerkstätten. Im späten Mittelalter verdienten manche Frauenkonvente ihren Unterhalt teilweise durch die Buchproduktion. Das Schreiben und Herstellen der Bücher galt als eine besondere Form des Gotteslobes. Da die Klöster nach möglichst großer Unabhängigkeit streben sollten, wurden in den Frauenklöstern außerdem handwerkliche Tätigkeiten wie etwa Weben oder Sticken ausgeübt.

Zur Unabhängigkeit und Sicherung des Lebens innerhalb der weitgehend abgeschlossenen Klostermauern – schließlich lebte ein Benediktinerin als eine Art Eremit in der Gemeinschaft – gehörte von Beginn an auch die medizinische Versorgung. Schon in der *Regula Benedicti*, der Ordensregel des heiligen Benedikt aus dem 6. Jahrhundert, wurde in Kapitel 36 die medizinische Versorgung im Kloster geregelt. Demnach sollte jedes Kloster zumindest über eine Person verfügen, die in der Heilkunde bewandert war. Außerdem gehörte zu jedem Kloster eine Krankenstation, das Infirmarium (von lat. *infirmus* = schwach, krank). In sehr kleinen Klöstern konnte dies ein Krankenzimmer sein, in sehr großen ein ganzes Spital. Für die medizinische Ausbildung wurden deshalb Schriften der antiken Ärzte, wie Dioskurides und Galen, abgeschrieben und schließlich auch neue medizinische Werke verfasst, wie der *Macer floridus* des Odo Magdunensis aus dem 11. Jahrhundert.

Zu jedem benediktinischen Kloster gehörten auch verschiedene Gärten. Ein Garten diente dem Anbau von Gemüse, in einem anderen standen Obstbäume, hier wurden oft auch die Toten bestattet. In einem dritten, meist nur sehr kleinen Garten, wurden Arzneipflanzen gezogen. Der St. Galler Klosterplan (um 820) (siehe Tafelteil S. 6) und das Kräutergedicht (um 840) des Walahfrid Strabo, Abt des Inselklosters auf der Reichenau im Bodensee, geben eine Vorstellung vom Aussehen der Anlage und von den Kräutern, die dort gepflanzt wurden.

Das heilkundige Wissen nutzten die Mönche und Nonnen aber nicht nur für sich. Im frühen und hohen Mittelalter waren die Klöster in vielen Regionen Europas die einzigen Zentren von Bildung und Wissenschaft, sodass ihnen auch die medizinische Versorgung der Bevölkerung aus der Umgebung durch den König übertragen wurde. Deshalb wird diese Zeit auch die Epoche der Klostermedizin genannt. Vom 8. bis zum 12. Jahrhundert hatten die Klöster quasi das Monopol in der Heilkunde. Immer wieder wird berichtet, dass viele Menschen zu den Klöstern kamen, um Rat zu suchen. Das galt für praktisch alle Bereiche des Lebens, nicht zuletzt für gesundheitliche Probleme.

Diese Vielfalt der Aufgaben in einem Frauenkloster des Hochmittelalters kann wunderbar am Leben der heiligen Hildegard von Bingen nachvollzogen werden. Auch wenn diese Frau sicherlich eine Ausnahmeerscheinung war, so kann gerade sie vor Augen führen, welche Entfaltungsmöglichkeiten es gab, und welches Wissen – nicht zuletzt auf dem Gebiet der Heilkunde – bei Frauen vorhanden war.

HILDEGARD VON BINGEN

Über nur sehr wenige Menschen des Mittelalters haben wir so viele Berichte und Einzelzeugnisse wie über die Äbtissin vom Rupertsberg. Das Leben der Hildegard wurde direkt in einer «Vita», einer Biographie, von den Mönchen Gottfried und Theoderich aufgezeichnet. Auch wenn dieser Lebensbericht zum Zweck der Einleitung eines Verfahrens zur Heiligsprechung Hildegard von Bingens diente und deshalb viele Wunderberichte enthält, stellt die *Vita* ein wichtiges Zeugnis ihres Lebens dar. Sie kann durch einen umfangreichen Briefwechsel mit vielen führenden Persönlichkeiten ihrer Zeit überprüft und ergänzt werden.

Die visionären, theologischen Werke Hildegards sind in einer Handschrift erhalten, die sie selbst noch eingesehen hat. Das Original ging zwar im Zweiten Weltkrieg verloren, durch spätere Ausgaben der Handschrift können wir dennoch den Text ihrer Visionen auch heute noch unverfälscht lesen. Das ist nur bei ganz wenigen Autoren des Mittelalters der Fall.

Hildegard wurde im Sommer 1098 als zehntes Kind der Edelfreien Hildebert und Mechild in Bermersheim vor der Höhe in Rheinhessen geboren. Da nach mittelalterlicher Auffassung jeder Zehnte Gott bzw. der Kirche gehörte, wurde Hildegard für ein geistliches Leben bestimmt. Zur Erziehung übergab man das Mädchen im Alter von acht Jahren der Adeligen Jutta von Sponheim. Jutta stammte aus der nahegelegenen Burg Sponheim bei Kreuznach und wollte eine Klause gründen. Diese Klause wurde direkt am Benediktinerkloster auf dem Disibodenberg errichtet. Am 6. November 1106 konnte Jutta von Sponheim mit Hildegard und einer weiteren Schülerin in die Klause einziehen. Der Abt vom Disibodenberg bestimmte den Mönch Volmar zum Seelsorger und Lehrer der Frauen. Sehr bald kamen weitere junge adelige Damen hinzu. Nach Vollendung des 14. Lebensjahres legte Hildegard die Ordensgelübde ab. In der Regel wurde großer Wert darauf gelegt, dass der Eintritt in ein Kloster aus freien Stücken erfolgte, und mit 14 Jahren war ein Mensch nach fränkischem Recht volljährig. Hildegard empfing den Schleier durch Bischof Otto von Bamberg, damit gehörte sie dem Benediktinerorden an.

*

In dieser Zeit, um 1115, berichtet Hildegard ihrer Lehrerin, dass sie seit ihrer frühesten Kindheit Visionen habe. Erst jetzt begreift sie, dass nur sie diese Bilder und Visionen sieht, und nicht auch ihre Schwestern: «Ich sehe dies aber nicht mit den äußeren Augen und höre es nicht mit den äußeren Ohren, auch nehme ich es nicht mit den Gedanken meines Herzens wahr noch durch irgendeine Vermittlung meiner fünf Sinne, vielmehr einzig in meiner Seele, mit offenen Augen, sodass ich niemals die Bewusstlosigkeit einer Ekstase erleide, sondern wachend schaue ich dies bei Tag und bei Nacht.»

Diese Beschreibung macht deutlich, dass Hildegard keine Mystikerin war – wie oft behauptet wird –, sondern eine Visionärin. Denn sie ist selbst nie direkt am Geschehen beteiligt. Sie bzw. ihre Seele wird nicht eins mit Gott oder Maria, Hildegard bleibt Betrachterin der Ereignisse.

Über zwei Jahrzehnte ist dann nichts über besondere Vorkommnisse aus dem Leben Hildegards zu erfahren. Sie muss sich aber zu einer wichtigen Persönlichkeit in der Gemeinschaft entwickelt haben, denn als Jutta von Sponheim am 22. Dezember 1136 stirbt, wird nun Hildegard die Leitung der Klause durch Wahl übertragen.

Fünf Jahre später, 1141, ändert eine Vision das beschauliche Leben Hildegards. Sie sieht in einer

Vision einen überhellen Glanz, aus dem ihr eine Stimme zuruft:

«Du hinfälliger Mensch, du Asche, du Fäulnis, sage und schreibe nieder, was du siehst und hörst. Doch weil du zu furchtsam bist zum Reden, in deiner Einfalt die Offenbarung nicht auslegen kannst, und zu ungelehrt bist zum Schreiben, rede und schreibe darüber nicht nach Menschenart, nicht aus verstandesmäßiger menschlicher Erfahrung heraus, oder in eigenwilliger menschlicher Gestaltung, sondern so, wie du es in himmlischen Wirklichkeiten in den Wundertaten Gottes siehst und hörst. Verkünde sie also so, wie der Hörer das Wort des Lehrmeisters aufnimmt und es ganz in seiner Aussageabsicht, nach seinem Willen, und auf seinen Fingerzeig und Befehl kundtut.» So steht es in der Einleitung von Hildegards erstem visionären Buch (*Scivias*).

Trotz dieser Aufforderung wagt es Hildegard jedoch auch weiterhin nicht, ihre Visionen niederzuschreiben. Sie wird krank. Schwere Erkrankungen stehen, wie sich später zeigen wird, bei Hildegard immer an den Wendepunkten ihres Lebens.

Schließlich offenbart sie sich ihrem Beichtvater und Lehrer, dem Mönch Volmar. Dieser rät ihr, die Visionen niederzuschreiben und ihm zu übergeben. Daraufhin spricht sich Volmar mit Abt Kuno vom Disibodenberg ab. Beide halten die Visionen für nicht häretisch und fordern nun Hildegard auf, ihre Visionen möglichst vollständig niederzuschreiben. Volmar und Hildegards Lieblingsnonne, Richardis von Stade, sollen ihr bei der Niederschrift behilflich sein.

Eine Miniatur aus dem Hildegardcodex versucht den Vorgang darzustellen (siehe Tafelteil S. 5). Hildegard sitzt in einer Kammer und erhält von oben ihre Visionen, die in Form von roten Wellen herabfließen. Sie selbst macht sich Notizen auf Wachstäfelchen – diese Wachstäfelchen waren der übliche Schreibstoff für die schnelle Notiz. In einer benachbarten Kammer sitzt der Mönch Volmar und schreibt die Visionen in einen Codex, also auf das beständige Pergament, das für Notizen viel zu wertvoll und teuer ist. So arbeitet das Team über fünf Jahre hinweg an diesen Visionen, ohne dass sich ein sinnvolles Ende abzeichnet. Größtes Problem ist nach wie vor Hildegards Unsicherheit über den Wahrheitsgehalt ihrer Visionen.

In dieser Zeit kommt Bernhard von Clairvaux (1090 – 1153) als Kreuzzugsprediger in die Rheinlande – einer der einflussreichsten Männer der ersten Hälfte des 12. Jahrhunderts. Er war nicht nur der treibende Motor der Zisterzienser, einer Ordensgemeinschaft, die die Regel des heiligen Benedikt streng befolgte. Bernhard gründete selbst die unvorstellbare Zahl von 70 Klöstern. Er vermittelte zwischen Kriegsparteien und setzte mit Innozenz II. 1130 den von ihm favorisierten Papst gegen einen Gegenkandidaten durch. 1145 wurde mit Papst Eugen III. schließlich sogar ein Mönch aus seinem Kloster Clairvaux auf den Stuhl Petri erhoben. Mit seinen zahlreichen Schriften und Predigten verhalf er einer neuen religiösen Einstellung zum Durchbruch: Die Ereignisse aus den Evangelien sollten nachvollzogen, nachgelebt werden. Christus war nicht mehr nur der große König, sondern wurde zum leidenden Jesus. Schließlich rief Bernhard 1146/47 zum Zweiten Kreuzzug auf.

An diese Autorität wendet sich nun die zweifelnde Hildegard mit einem Brief, und der große Bernhard antwortet: «Für die in Christo geliebte Tochter Hildegard betet Bruder Bernhard, genannt Abt von Clairvaux, wenn das Gebet eines Sünders etwas vermag.» An entscheidender Stelle schreibt er: «Wir freuen uns mit dir über die Gnade Gottes, die in dir ist.»

Eine wirkliche Klärung ist dies natürlich nicht. So sendet Abt Kuno die Schrift Hildegards an den Erzbischof Heinrich nach Mainz, der sich entschließt, die Angelegenheit dem Papst selbst vorzulegen. Im Jahr 1147 wird Papst Eugen III., der eben erwähnte Zisterzienser, auf der Synode in Trier mit den Visionen Hildegards bekannt gemacht. Auszüge aus den Visionen werden vom Papst selbst der Versammlung vorgelesen, bei der auch Bernhard anwesend ist. Dieser spricht sich für die Veröffentlichung der Schrift aus. Damit wird Hildegard schlagartig eine in ganz Europa bekannte Visionärin.

Immer mehr Menschen kommen nun auf den Disibodenberg, und immer mehr Frauen wollen dem Konvent beitreten. Deshalb fasst Hildegard schließlich den Entschluss, ein eigenes Kloster zu gründen. Als Ort wählt sie den Rupertsberg, der auf der anderen Rheinseite oberhalb der Stadt Bingen liegt. Die Mönche leisten aber heftigen Widerstand, denn ihre Abtei würde durch den Wegzug an Bedeutung verlieren. Hildegard ist nahe daran, ihre Pläne aufzugeben, da erkrankt sie wieder schwer – von Lähmung und Blindheit ist die Rede. Der Mainzer Erzbischof ergreift Partei für die Frauen. Im Jahr 1150 kann das neue Kloster mit 18 Nonnen bezogen werden. Volmar bleibt der geistliche Betreuer der Gemeinschaft. Nach schweren Verhandlungen erreicht Hildegard die völlige Unabhängigkeit ihres Klosters mit freier Äbtissinnenwahl. Schließlich gelingt es ihr sogar im Jahr 1163 einen Schutzbrief des Kaisers Friedrich Barbarossa zu erhalten.

Hildegard führt ihr Kloster bei weitem nicht so streng wie Jutta von Sponheim die Klause auf dem Disibodenberg. Es kommt sogar zu Beanstandungen. So erlaubt Hildegard, dass sich die Nonnen zur monatlichen Feier des Abendmahls in leuchtend wei-

ße Gewänder kleiden und mit Kränzen und Finger-
ringen schmücken dürfen. Das Haar tragen sie dabei
offen.

Der Mönch Wibert von Gembloux, der letzte
Sekretär der Äbtissin, schildert das Leben der Nonnen
auf dem Rupertsberg in einem Brief: «... gehorsam
dem Apostelwort: ‹Wer nicht arbeitet, soll auch nicht
essen›, widmen sie sich an Werktagen in geeigneten
Räumen dem Abschreiben von Büchern, Anfertigen
von liturgischen Gewändern oder anderen Handarbeiten. ... Außerdem ist hier noch eine weiteres Wunder zu sehen. Dieses Kloster ist nicht etwa von einem
Kaiser oder Bischof, einem Mächtigen oder Reichen
dieser Erde, sondern von einer armen, zugezogenen,
schwachen Frau gegründet worden. Innerhalb von
kurzer Zeit, seit 27 Jahren, hat es sich sowohl dem
monastischen Geist wie auch dem äußeren Aufbau
nach hoch entwickelt, sodass es durch nicht prunk-
volle, wohl aber stattliche und geräumige Gebäude
– wie sie sich für Nonnen eignen – und dadurch,
dass man in sämtliche Arbeitsräume eine Wasserlei-
tung gelegt hat, in allem wohlbestellt ist. Nicht nur
für die vielen Gäste, die dem Hause Gottes niemals
fehlen, und die verschiedenen Angestellten, deren es
eine ganze Anzahl gibt, sondern auch für die rund 50
Schwestern sind alle Ausgaben für Kleidung und Nahrung zur Genüge gedeckt.»

Die Äbtissin Hildegard hatte demnach ihr Haus wohlbestellt. Zehn Jahre nach der Gründung des Klosters auf dem Rupertsberg wurde dieses schon wieder zu klein. Es war für 50 Nonnen errichtet worden, nun lebten aber doppelt so viele hier. 1164 gelingt es Hildegard ein zweites Kloster in Eibingen zu gründen. Während auf dem Rupertsberg nur Frauen aus adeligen Familien leben, werden in Eibingen auch andere Frauen aufgenommen.

Als Volmar 1173 stirbt, kommt es zu neuen Auseinandersetzungen mit dem Disibodenberg. Man will ihr keinen neuen Sekretär schicken. Hildegard geht einen sehr ungewöhnlichen Weg: Sie wendet sich direkt an Papst Alexander. So kommt der Mönch Gottfried auf den Rupertsberg, der mit dem Schreiben an ihrer *Vita* beginnt, aber schon bald, 1176, verstirbt. Kurz darauf bewirbt sich der bereits erwähnte Wibert von Gembloux, ein sehr gebildeter Mann, der mit Hildegrad schon in Briefkontakt stand. Mit ihm ist die Äbtissin jedoch nicht zufrieden. Im Gegensatz zu Volmar formuliert er die kantigen Sätze um und nähert sie so dem üblichen Gelehrtenlatein. Hildegard pflegt sonst einen sehr ungewöhnlichen Wortschatz bei einfacher grammatischer Konstruktion der Sätze. Trotzdem bleibt Wibert bis zu ihrem Tod ihr Sekretär.

Kurz vor ihrem Tod kommt es noch zu einem handfesten Skandal. Hildegard hat einen jungen Adeligen, der exkommuniziert worden war, sich aber wieder mit der Kirche ausgesöhnt hatte, auf dem Friedhof des Klosters begraben lassen. Das Mainzer Erzbistum verlangt die sofortige Exhumierung des Leichnams und droht mit dem Interdikt. Die Äbtissin weigert sich, den Leichnam wieder ausgraben zu lassen. Dadurch fällt das Kloster unter das Interdikt. Jeder Gottesdienst wird damit verboten. Erst nach langen Verhandlungen gelingt es Hildegard, ihr Kloster von dem Interdikt zu befreien. Kurz nach dieser Aufregung stirbt sie am 17. September 1179 im Alter von 82 Jahren.

*

Hildegard von Bingen hinterließ drei große visionäre Werke theologischen Inhalts: *Scivias* (Wisse die Wege) – eine Auslegung der Regel des heiligen Benedikt; *Liber vitae meritorum* (Buch über die Lebensverdienste) und *Liber divinorum operum* (Buch vom Wirken Gottes). Letzteres beinhaltet auch eine kosmologische Schau der gesamten Schöpfung. Hier gibt es viele enge Bezüge zu ihrer ersten medizinischen Schrift, die später *Causae et curae* (Ursachen und Behandlungen) genannt wurde. Daneben hinterließ sie viele Briefe und auch musikalische Werke.

Wie bereits erwähnt, wurde noch zu Lebzeiten eine autorisierte Gesamtausgabe der Schriften Hilde-

gards angefertigt. Darin fehlen aber die beiden heil-
und naturkundlichen Schriften, die Hildegard in der
Zeit zwischen den beiden Klostergründungen verfasst
haben muss. Deshalb wurden diese von der Forschung
auch zeitweise als unecht betrachtet, zumal die Schriften kaum überliefert (d.h. abgeschrieben) wurden.
Allerdings ist schon in ihrer *Vita* zu lesen, dass sie je
ein Werk zu den einfachen und den zusammengesetzten Heilmitteln verfasst habe. Im 16. Jahrhundert wurden dann in Straßburg zwei Werke unter Hildegards
Namen gedruckt: die *Causae et curae* und die *Physica*. Die
Titel dieses Erstdruckes haben sich bis heute erhalten.
Oft ist darüber zu lesen, dass die *Physica* die einfachen
und die *Causae et curae* die zusammengesetzten Heilmittel behandeln würde. Dem ist ganz und gar nicht
so. Die *Causae et curae* sind eine einmalige Zusam-
menschau von theologischem Weltverständnis und
naturkundlicher, medizinischer Erläuterung, in der
die Sexualität von Frau und Mann einen erstaunlich
großen Raum einnimmt. Das Werk gliedert sich in
fünf Teile. Der erste enthält einen Schöpfungsbericht,
dabei wird die Bedeutung der Elemente geschildert
sowie über den Einfluss der Winde und der Planeten
auf Körper und Seele spekuliert. Der zweite Teil nimmt
die Schöpfungsgeschichte und die Bedeutung der
Elemente noch einmal auf. Dann werden die Zeugung,
die Konstitutionen der Menschen und Phänomene

wie Schlaf, Traum sowie verschiedene Krankheiten behandelt.

Der dritte Teil bringt die Therapien zu den im zweiten Teil erklärten Krankheiten. Der vierte Teil bietet weitere Behandlungsmöglichkeiten in derselben Reihenfolge und endet mit einem Abschnitt zur Tiermedizin. Der fünfte Teil beschreibt Kennzeichen des Lebens und des Todes, verschiedene Fieber, Bäder und schließlich den Einfluss des Mondes auf den Menschen.

Hildegards zweites heilkundiges Werk, die *Physica*, stellt tatsächlich eine Beschreibung der einfachen, nicht zusammengesetzten Heilmittel dar, ist also keine Naturkunde im eigentlichen Sinn, wie der Titel anzudeuten scheint. Der erste Teil behandelt Getreide und Kräuter. Einem kurzen Abschnitt über die Elemente schließt sich ein Teil über die Bäume an. Es folgen die Tiere, wobei den vierfüßigen Tieren (Säugetiere), den Fischen, Vögeln und den Reptilien jeweils ein eigener Traktat gewidmet ist. Den Schluss bilden ein Traktat über die Edelsteine und einer über Metalle und Flüsse. Das Gebäude der Hildegardschen Heilkunde wird im zweiten Teil ausführlicher vorgestellt.

Hildegard von Bingen ist nicht nur eine herausragende Persönlichkeit der mittelalterlichen Frauengeschichte, auch ihre medizinisch-naturkundlichen Schriften nehmen eine Ausnahmestellung in der

Geschichte der Klostermedizin ein. Kein anderer Autor hat eine solch enge Verbindung von Theologie, Naturphilosophie und Medizin gewagt, wobei sowohl schulmedizinische als auch volksmedizinische Traditionen aufgenommen werden. Und keiner anderen Autorin und keinem Autor der mittelalterlichen Medizin ist eine ähnlich faszinierende Darstellung von Frau und Mann in Natur und Medizin gelungen.

ELISABETH VON THÜRINGEN

Am Pfingstsonntag, dem 27. Mai 1235, wurde die ehemalige Landgräfin von Thüringen, Elisabeth, durch Papst Gregor IX. heilig gesprochen – nur knapp vier Jahre nach dem Tod der Frau, deren Leben sich bereits 24 Jahre nach ihrer Geburt vollendete. Trotz oder gerade wegen ihres kurzen Lebens hat Elisabeth schon bei ihren Zeitgenossen tiefen Eindruck hinterlassen. Dies zeigt sich ganz besonders am damaligen Herrscher des Römischen Reiches: Kaiser Friedrich II. von Hohenstaufen, der nicht zu den frömmsten Kaisern gezählt wird, eilte zu der Erhebung der Gebeine der Heiligen nach Marburg. Durch Caesarius von Heisterbach, den Prior des Zisterzienserklosters Heisterbach im Siebengebirge, und durch die Annalen des Kölner Klosters St. Pantaleon sind wir über die Ereignisse recht gut informiert. Demnach traf am Tag der Erhebung aus dem Erdgrab eine unerwartet große Menschenmenge ein. Es sollen über eine Million Menschen gewesen sein – was natürlich nur ausdrücken soll, dass es eine ganz ungewöhnlich große Anzahl von Anteilnehmenden war.

Der Kaiser hatte sich unter Zurückstellung seiner Staatsgeschäfte – ein Feldzug gegen die Lombarden war nach anderer Quelle gerade in Vorbereitung – nach Marburg begeben und erschien am 1. Mai 1236 in grauer Tunika und barfuß mit großer Ergebenheit und Demut in der steinernen Kirche, deren Bau direkt mit der Heiligsprechung im Jahr zuvor begonnen worden war. Die Fürsten, die ihn begleiteten, legten mit dem Kaiser bei der Ausgrabung selbst mit Hand an. Zum Zeichen seiner Verehrung setzte Friedrich eine goldene Krone, die mit Edelsteinen besetzt war, auf den Schädel der Heiligen.

In einem Brief, den er nach dem Marburger Erhebungsfest an den General des Franziskanerordens Elias von Cortona schrieb, preist er Elisabeths Leben und die Wunder, die Gott durch sie bewirkt habe. Doch diese Wunder erscheinen ihm gar nicht so wichtig: «Selbst wenn uns die Beweise für alle Wunder, die gleichwohl nicht bezweifelt werden, fehlten, so würde doch der Beweis des vorangegangenen Lebens den Ruhm des nachfolgenden Todes oder vielmehr der Unsterblichkeit auf offenkundige Weise erhärten.» Wer war diese Frau, die nach ihrer Heiligsprechung auch «Deutschlands Ruhm» genannt wurde, die die Herzen ihrer Zeitgenossen so stark ergriff und deren Leben bis heute die Menschen bewegt?

Elisabeth wurde vermutlich am 7. Juli 1207 in der nordungarischen Burg Sárospatak geboren und gehörte dem ganz hohen Adelsstand ihrer Zeit an. Ihr Vater war der ungarische König

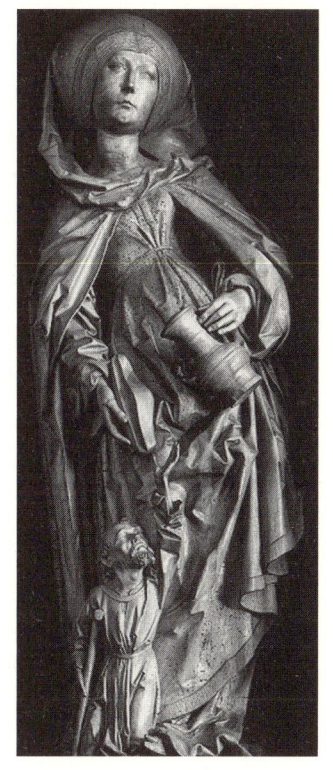

Figur der heiligen Elisabeth von Tilman Riemenschneider.

Andreas II., ihre Mutter Gertrud von Andechs-Meranien. Das Grafengeschlecht von Andechs-Meranien befand sich damals auf seinem Höhepunkt. Eine Tante war Hedwig von Schlesien, ein Onkel Bischof Ekbert von Bamberg, eine Cousine Äbtissin des wichtigen Klosters Kitzingen am Main. Bischof Ekbert vermittelte den Kontakt zum Landgrafen Hermann I.

von Thüringen aus der Familie der Ludowinger. Bereits als Säugling wurde Elisabeth dem Sohn Hermanns versprochen. Diese Übereinkunft hatte natürlich politische Gründe. Die Landgrafen von Thüringen standen auch auf der Seite der Staufer und durch die künftige eheliche Verbindung sollte der König von Ungarn an die staufische Seite gebunden werden, die sich mit dem welfischen König Otto IV. auseinandersetzen musste. Im zarten Alter von nur vier Jahren wurde Elisabeth im Jahr 1211 mit einer ansehnlichen Mitgift an den thüringischen Hof auf der Wartburg gebracht und mit dem vorbestimmten Mann verlobt, der wie sein Vater ebenfalls Hermann hieß.

Die frühe und – wie sich bald zeigen sollte – endgültige Trennung von der Mutter erwies sich zumindest im Nachhinein beinahe als Segen. Denn die ungarische Königin fiel bereits drei Jahre später, 1213, einem Mordanschlag zum Opfer. Gertrud von Andechs-Meranien war in Ungarn wenig beliebt. Ihr wurde vorgeworfen, sie sei herrschsüchtig und mische sich zu sehr in politische Angelegenheiten ein – ein Wesenszug, der auf mehrere Damen der näheren Verwandtschaft zutraf, Hedwig und Elisabeth eingeschlossen. Tatsächlich scheint Gertrud, nachdem ihr Mann wegen zahlreicher Kriegszüge häufig abwesend war, die eigentliche Herrschaft ausgeübt zu haben.

Auf einer Jagd wurde die königliche Hofgesellschaft von adeligen Verschwörern umzingelt und Gertrud in Anwesenheit ihres Mannes ermordet.

Drei Jahre später stirbt der junge Hermann von Thüringen. Der Tod des Verlobten und die Ereignisse in Ungarn machten die Zukunft Elisabeths ungewiss. Schließlich wurde sie jedoch dem nun erbberechtigten zweiten Sohn Hermanns I., Ludwig IV., zur Frau versprochen. Dieser übernahm siebzehnjährig im Jahr 1217 als Landgraf von Thüringen und Pfalzgraf von Sachsen die Regierungsgeschäfte. Die Hochzeit erfolgte erst 1221, nachdem Elisabeth das 14. Lebensjahr erreicht und damit nach fränkischem Recht die Volljährigkeit erlangt hatte. Bereits ein Jahr später wurde Elisabeths erster Sohn Hermann geboren, 1223 folgte Tochter Sophia. Die zweite Tochter, Gertrud, kam erst nach dem Tode Ludwigs im Jahr 1227 zur Welt.

*

Bald nach ihrer Hochzeit lernt Elisabeth durch den franziskanischen Laienbruder Rodeger die Lehren des Franz von Assisi kennen. Dessen Ideal ist das Leben in freiwilliger Armut und tätiger Nächstenliebe. Der heilige Franz erhebt die Nachahmung des Lebens Jesu und seiner Apostel zum realen Lebensziel. Er und seine Nachfolger kamen deshalb mit dem ganz und gar nicht in Armut lebenden Klerus der Papst- und Bischofskirche in Konflikt. Doch ein zweiter Aspekt kommt nun noch hinzu: Die Kirche hatte sich im Mittelalter zunächst als die alleinige Vermittlerin zwischen Gott und den Gläubigen etablieren können. Seit dem 11. Jahrhundert verbreitet sich unter den Laien das Streben nach einem eigenen, persönlichen religiösen Leben. Daraus entwickeln sich zum einen die Ketzerbewegungen wie die Katharer und Waldenser, die sich mehr oder weniger offen, teilweise sogar mit Waffengewalt gegen die Kirche stellen. Zum anderen entstehen auch Bewegungen, die die Kirche von innen erneuern wollen. Führend sind dabei die neuen Bettelorden, die kurz nach 1200 gegründet werden – die Franziskaner durch Franz von Assisi (1209), die Dominikaner durch den heiligen Dominikus (1215).

Als Elisabeth sich mit den Gedanken der Bettelorden auseinandersetzt, sind diese also hochaktuell – Franz von Assisi lebt noch. Ludwig stellt sich nicht gegen den Entschluss Elisabeths, sich dem Geist der Franziskaner anzuschließen. Beide gründen ein Spital in Gotha, und Elisabeth fördert die Franziskaner in Eisenach, wo sie eine der ersten Niederlassungen Deutschlands aufbauen können. Als im Todesjahr des heiligen Franz, 1226, eine Hungersnot in Thüringen ausbricht, gründet Elisabeth ein weiteres Hospital in Eisenach am Fuße der Wartburg.

Wie bei Hildegard von Bingen spielt auch bei Elisabeth ein Kreuzzugsprediger eine entscheidende Rolle. Der Prediger Konrad von Marburg kommt 1225 nach Thüringen, um für die Teilnahme am Kreuzzug Friedrichs II. zu werben. Mit Ludwigs Zustimmung wählt Elisabeth Konrad zu ihrem Beichtvater und gelobt im Jahr 1226, in Armut, strenger Askese und geistlicher Disziplin zu leben. Konrad fordert von ihr zusätzlich zu geloben, dass sie sich nicht wieder verheiraten werde, falls Ludwig vor ihr sterben sollte. Außerdem darf sie nichts annehmen, was durch unrechtmäßige Eintreibungen an den Hof gelangt. Ihr neues Leben stellt einen Affront für die übrige Hofgesellschaft dar – der Hof auf der Wartburg ist besonders prunkvoll.

Schon im folgenden Jahr nimmt Ludwig das Kreuz und schließt sich dem Heer Friedrichs II. in Italien an. Im Heer bricht eine Seuche aus, an der auch Ludwig stirbt. Die Verluste sind so groß, dass der Kreuzzug abgebrochen wird.

Nachfolger Ludwigs wird Elisabeths Schwager Heinrich Raspe. Weil er fürchtet, dass Elisabeth in ihrer grenzenlosen Freigiebigkeit die Güter verschenken könnte, verweigert er ihr das Witwenerbe. Im Streit verlässt sie die Wartburg. Sie trifft sich mit Konrad von Marburg und erklärt, dass sie fortan als Bettlerin leben will. Konrad rät ihr ab. So legt sie allein ein verschärftes Armutsgelübde ab, das nochmals eine Neuvermählung ausschließt. An diesem Gelübde wird deutlich: Elisabeth folgt tatsächlich ganz ihren eigenen Vorstellungen. Bei den wichtigen Weichenstellungen ihres Erwachsenenlebens wird sie weder durch den Ehemann noch durch Verwandte, noch durch den Beichtvater bestimmt. Dies zeigen auch die weiteren Ereignisse. Denn jetzt greift die mütterliche Verwandtschaft ein, und zwar in Form von Mechthild, der Äbtissin von Kitzingen, und Bischof Ekbert von Bamberg. Elisabeth wird auf Burg Pottenstein in der Fränkischen Schweiz festgesetzt, und der bischöfliche Onkel drängt auf eine Heirat der Zwanzigjährigen, um ihre Versorgung sicherzustellen.

Als der Leichnam Ludwigs aus Italien gebracht wird, erhält Elisabeth die Erlaubnis, ihren Gatten auf dem letzten Weg zur Grablegung nach Reinhardsbrunn zu begleiten. Diese Gelegenheit nutzt Elisabeth, um dem Zugriff ihres Onkels zu entweichen. Konrad von Marburg, den Papst Gregor IX. höchstselbst zum Beschützer für Elisabeth gemacht hat, erreicht in Verhandlungen mit Heinrich Raspe schließlich eine annehmbare Lösung. Elisabeth bekommt eine Barschaft von 2000 Mark, eine durchaus respektable Summe (davon konnte man etwa 100 Bauernhöfe kaufen), und etwas Land bei Marburg. In dieser Stadt, am Ufer des Schwarzen Wassers, einem

Seitenarm der Lahn, gründet Elisabeth ihr drittes Hospital. Die Anlage besteht aus einigen kleinen Fachwerkhäusern und dem Spital mit Kapelle. Hier widmete sich Elisabeth mit einigen Mitstreiterinnen der Armen- und Krankenpflege.

Elisabeth verschenkt Stück für Stück ihre Barschaft, wobei Konrad darüber wacht, dass sie nicht zu viel auf einmal hergibt. Auch ihre kostbaren Kleider und den gesamten Schmuck gibt sie weg, bis sie nur noch ein einfaches Gewand besitzt und von ihrer Arbeit leben muss. Im Hospital wäscht und salbt sie eigenhändig die Kranken und legt Verbände an. Sie bleibt jedoch nicht nur bei der aktiven Nächstenliebe, sondern zeigt auch missionarischen Eifer. Ihre ganze Umgebung hält sie zu einem christlichen Leben an. Allerdings wird sie nie eine Nonne, eine echte Franziskanerin, sondern bleibt eine «Schwester in der Welt». Auf diese Weise erhält sie sich weiterhin ein hohes Maß an Selbstbestimmung und kann auch weiterhin reisen und den Kontakt zur Verwandtschaft pflegen.

Konrad sieht, dass Elisabeth das Potenzial zu einer großen Heiligen hat. Mit Bußübungen und Züchtigungen versucht er, sie und ihre Mitstreiterinnen zu formen. Die hohe Arbeitsbelastung, die extremen Bußübungen und die sehr einfache Kost sowie der nahe Umgang mit den Kranken und Armen zerstören letztlich die Gesundheit der jungen Frau. In der Nacht vom 16. auf den 17. November 1231 stirbt Elisabeth. Sie wird am 19. November in ihrer Spitalkapelle in Marburg begraben. Bereits bei der Beerdigung kommt es zu einem Massenauflauf.

*

Elisabeth hat keine Schriften hinterlassen, schon gar keine medizinischen. Ihre Tätigkeit bestand weniger im direkten Heilen der Kranken. Sie war eine Pflegerin, keine Ärztin nach heutigem Verständnis. Das entspricht ganz der Funktion, die ein Hospital im Mittelalter einnahm. Ein mittelalterliches Hospital hatte nicht die Funktion eines modernen Krankenhauses. Es handelte sich nicht nur um ein Haus für Kranke, das Hospital war vielmehr eine Sozialstation mit vielen Aufgaben. Hier fanden Arme, Reisende und Pilger ein Bett und eine Mahlzeit. Witwen und Waisen konnten in einem Hospital Unterkunft bekommen, und alte Menschen verbrachten hier ihre letzten Jahre oder Tage, und schließlich wurden hier die Kranken gepflegt, die nicht von ihrer Familie versorgt werden konnten. Ein Hospital war Herberge, Altenheim, Armen- und Krankenhaus in einem. Diejenigen, die aufstehen und arbeiten konnten, halfen bei der Pflege der Bettlägerigen mit und verdienten sich so ihren Unterhalt.

Ein Hospital war zu Elisabeths Zeiten von außen nicht von einer Kapelle zu unterscheiden (siehe Abbildung auf Seite 3 im Tafelteil). Es bestand im Grunde nur aus einem Bettensaal, an dessen Ende eine Apsis angebaut war, die einen Altarraum enthielt, denn die geistliche Versorgung stand hier im Vordergrund, und es wurde möglichst täglich die Messe gelesen.

Die medizinische Versorgung in Elisabeths Hospital erfolgte höchstwahrscheinlich noch nicht nach den Lehren der Schule von Salerno, auch wenn das der Zeit nach durchaus möglich gewesen wäre. Denn alle wichtigen Werke – einschließlich der *Trotula* – standen zu Lebzeiten Elisabeths längst zur Verfügung. Diese Texte waren aber in Deutschland zu Beginn des 13. Jahrhunderts noch kaum bekannt und kursierten sicher nicht in den Kreisen des Hochadels. Ein Kräuterbuch dürfte den Frauen in Marburg allerdings zur Verfügung gestanden haben: das Kräutergedicht *De viribus herbarum* (Über die Kräfte der Kräuter), das vor allem unter dem Titel *Macer floridus* bekannt war. Dieses Werk aus dem 11. Jahrhundert beschreibt in Hexametern ausführlich die Heilwirkung von knapp 80 Kräutern. Es war das erfolgreichste Buch der Klostermedizin, weshalb es heute auch als *Kräuterbuch der Klostermedizin* zitiert wird. Die lateinische Fassung stand in fast jeder Klosterbibliothek. In der ersten Hälfte des 13. Jahrhunderts wurde dieses Kräuterbuch ins

Deutsche übersetzt. In der Vorrede berichtet der Verfasser, eine adelige Dame habe ihm den Auftrag zur Erstellung dieser deutschsprachigen Fassung gegeben. Sprachlich ist die Übersetzung dem mitteldeutschen Raum (Thüringen, Sachsen) zuzuordnen. Somit könnte diese adelige Auftraggeberin sogar Elisabeth gewesen sein. Schließlich war der Hof der thüringischen Landgrafen auf der Wartburg der größte Förderer deutschsprachiger Literatur zu dieser Zeit.

Wahrscheinlich hat Elisabeth mit ihren Frauen die Verwundeten und Kranken nach Anweisungen gepflegt, wie sie im Kräuterbuch unter «Plantago», dem Wegerich, zu finden sind: «Der Breitwegerich trocknet, mit Honig vermischt und aufgelegt, nässende Wunden und reinigt eiternde; mit Essig und Salz wie Gemüse gekocht und gegessen, zähmt er übergroßen Durchfall; kocht man zusätzlich Linsen mit, hilft diese vortreffliche Speise bei Blutstuhl und Bauchgrimmen. Legt man das Kraut im Mörser zerstampft als Umschlag auf, so stillt es das strömende Blut; mit Eiklar heilt es wunderbar Verbrennungen.» Später heißt es noch bemerkenswert: «Kaust du das Kraut wiederholt mit den Zähnen, so drängt es aufgeschwollenes und blutgefülltes Zahnfleisch zurück; oft gelingt es ihm auch, den Zahnschmerz zu vertreiben.»

Rosenblätter und Rosenöl waren ebenfalls wichtige Arzneimittel der Klostermedizin. Das Kräuterbuch bietet dazu ein besonders schönes Kapitel: «Mit Recht scheint uns die Rose die Blüte der Blumen genannt zu werden, weil sie durch Aussehen und Duft alle anderen Blumen übertrifft. Doch nicht durch Schönheit und Geruch alleine hilft sie uns, sondern durch vielerlei Arzneiwirkung. Ihre Hauptwirkung ist die, dass sie kühlt und trocknet im ersten Grad.

Legt man sie als Umschlag auf, zähmt sie die Gürtelrose; Erhitzung in Magen und Herzgegend stillt sie; ferner mildert sie Ausfluss der Gebärmutter und Durchfall; das Pulver von getrockneten Rosenblättern hilft gut bei Krankheiten des Mundes, entweder allein angewandt oder vermischt mit Honig. Brennende Hitze jeder Art zähmt eine frische Rose, äußerlich als Umschlag oder zusammen mit Met getrunken.» Es folgt noch die Rezeptur für Rosenöl, die in Teil III unter «Die Heilkräuter der Klosterfrauen» auf Seite 194 zu finden ist.

Direkt im Anschluss befindet sich das Kapitel zur Lilie, die ebenfalls zu den schönsten Arzneipflanzen gehört: «Setzt man die Rosen gleich mit Gold, dann folgen ihnen mit Recht nun die silbernen Lilien; denn weder nach Aussehen noch nach Duft müssen sie beim Vergleich der Pracht der Rosen weichen, noch sind sie weniger nützlich geeignet für die Menschen in vielen Arzneien. Die Zwiebel, aus welcher die Lilie hervorwächst, hilft, auf Kohlenfeuer gebraten, gestampft und dann mit Öl vermischt bei Brandwunden ganz wunderbar; und noch besser, wenn sie, statt mit Olivenöl, mit Rosenöl vermischt wird. Ebenso löst sie, von unten eingeführt, Verhärtungen in der Gebärmutter. Bereitet man aus den gekochten Blättern ein Pflaster, so erweicht es die Spannungen der Muskeln und hilft verbrannten Gliedern.»

Am Ende stehen noch kosmetische Rezepte: «Die gekochte Knolle, mit Wachssalbe gut durchgemischt, glättet die Runzeln im Gesicht, tilgt alle Male auf der Haut, vertreibt die Krätze und säubert das Antlitz von Schuppen und Kleie.»

Zu den wichtigen Arzneipflanzen der Klosterfrauen zählte auch der Kohl. Das *Kräuterbuch der Klostermedizin* nennt unter anderem den Einsatz bei Krankheiten der Gelenke: «Gestampft mit Bockshornklee und Essig hilft Kohl sehr gut bei Gichtschmerzen; auch Fußgicht kann ein solches Pflaster ausnehmend gut beheben. Kohlasche, gut gestampft mit altem Schmalz, bringt Linderung bei alten, eingefleischten Hüft- und Schenkelschmerzen: Der Geldwert dieser Arznei ist gering, ihre Heilkraft dagegen groß.»

Diese Kohlrezepte passen besonders gut zu einem anderen Aspekt Elisabeths. Als äußerst populäre Heilige galt sie gerade nach ihrem Tod als große Heilerin. Ihr Beichtvater Konrad von Marburg berichtete, dass sich am Tag nach ihrer Bestattung an ihrem Grab

Wunderheilungen ereignet hätten. Insgesamt wurden für die Heiligsprechung 130 Wunderheilungen dokumentiert, die sich allein an ihrem Grab zugetragen haben sollen.

Heilige waren für den mittelalterlichen Menschen real präsent. Sie waren die Ersten, an die man sich in Nöten jeder Art wandte, natürlich ganz besonders bei Krankheiten. Sie galten als Vermittler zwischen Gott und den Gläubigen, und Gott wiederum als der eigentliche Heiler und Arzt. Manche Heilige galten als Patrone für ganz bestimmte Leiden. So wurde der heilige Dionysius bei Kopfschmerzen angerufen, weil er enthauptet wurde. Elisabeth hatte dagegen das Patronat für Zahnschmerzen und Gicht, weshalb der Kohl so gut zu ihr passt.

HEDWIG VON SCHLESIEN

In der *Legenda maior*, der großen Heiligenbiographie der Hedwig von Schlesien, heißt es, sie stamme aus «einer edlen Sippe». Nun stehen Legenden in dem Verdacht, ihre Hauptperson und ihr heiligmäßiges Leben etwas übertrieben darzustellen, hier handelt es sich jedoch fast um eine Untertreibung. Hedwig stammte aus höchstem Adel: Sie wurde um 1174 auf der Burg Andechs geboren, also auf dem Berg, der heute als der heilige Berg Bayerns gilt, da hier ganz nahe beim Ammersee das Kloster Andechs liegt. Hedwig war gebürtige Bayerin und wurde erst durch ihre Vermählung mit Herzog Heinrich I. Schlesierin. Sie wurde schließlich auch Herzogin von Polen, und lange nach ihrem Tod Schutzpatronin von Berlin. Friedrich der Große ließ für die in Berlin zugewanderten katholischen Schlesier die Hedwigskirche errichten.

Hedwigs Vater war der Andechser Graf Berthold III., Graf von Tirol, Kärnten und Istrien, ihre Mutter Agnes entstammte dem bedeutenden Geschlecht der Wettiner. Hedwigs Schwester Agnes wurde Königin von Frankreich, ihre Schwester Gertrud – die Mutter von Elisabeth von Thüringen – Königin von Ungarn. Ihr Bruder Ekbert wurde Bischof von Bamberg, Berthold Patriarch von Aquileja, Otto Pfalzgraf von Burgund. Schwester Mechthild führte als Äbtissin das damals sehr bedeutende Benediktinerinnenkloster von Kitzingen. Eine Familie also, die in der politischen Landschaft Europas des hohen Mittelalters eine gewichtige Rolle spielte.

*

Hedwig ist das zweite von insgesamt acht Kindern. Über ihre frühe Kindheit wissen wir wie bei nahezu allen Personen des Mittelalters wenig. Bekannt ist, dass Hedwig schon bald Andechs verlassen muss. Sie wird zur Erziehung in das Benediktinerinnenkloster Kitzingen an den Main gebracht. Hier ist ihre Tante Berta Äbtissin, und dieses Amt soll später auch Hedwigs Schwester Mechthild einnehmen.

Im Kloster Kitzingen trifft Hedwig auf eine Frau, die ihr gesamtes Leben prägen wird – die Nonne Petrussa. Sie wird zur Erzieherin der Sechsjährigen bestellt. Hedwig lernt bei ihr Lesen, Schreiben, Singen und gewöhnliche Handarbeiten wie Nähen und Sticken.

Auch wenn Hedwig selbst – anders als Hildegard von Bingen – nicht für das geistliche Leben als Nonne bestimmt ist und deshalb auch kein Gelübde ablegt, wird sie dennoch im benediktinischen Geist erzogen. Zu dem berühmten «Ora et labora» (Bete und arbeite) gehört auch der Erwerb von Bildung. So lernt Hedwig ebenso wie schon Hildegard Latein, die damalige Sprache der Wissenschaft, und wird auch in der Heilkunde ausgebildet, sodass sie heute wie diese für die Zeit der Klostermedizin steht.

Hätte man das Mädchen Hedwig nach ihrer etwa sechsjährigen Ausbildung in Kitzingen danach gefragt, hätte sie sich wahrscheinlich für das Leben einer Benediktinerin entschieden. Aber Hedwig wird, wie fast alle Mädchen und jungen Männer, nicht gefragt; man holt sie mit zwölf Jahren aus dem Kloster und gibt sie Herzog Heinrich I. (Heinrich dem Bärtigen) zur Gemahlin. Das Haus Andechs-Meranien betreibt zu jener Zeit eine sehr erfolgreiche Heiratspolitik, wie schon die Vermählungen ihrer Schwestern mit zwei Königen zeigen. Heinrich gehört zur slawischen Dynastie der Piasten, die das Geschick von Polen und Schlesien im Mittelalter maßgeblich mitbestimmt. Mit dieser Heirat verbindet sich Andechs-Meranien mit einer der mächtigsten Familien an der Ostgrenze des deutschen Reiches.

Allerdings kommt Hedwig in ein Gebiet, in dem die Verhältnisse alles andere als geordnet sind. Heinrich und sein Vater versuchen zwar das Land zu reformieren, aber es herrscht Streit innerhalb der Familie. Auf Schlesien haben Böhmen (heute Tschechien) und Polen ein Auge geworfen. Hedwig kommt gewissermaßen vom bereits recht zivilisierten Hochmittelalter in Verhältnisse des frühen Mittelalters, in ein Land, das von urtümlichen Wäldern und kleinen Dörfern geprägt ist. Die Infrastruktur des Landes ist äußerst mangelhaft. Auch der Zustand der katholischen Kirche ist nicht der beste – die Beschlüsse der Kirchenreform des 11. Jahrhunderts sind hier noch nicht durchgeführt worden, sodass die Geistlichen nicht im Zölibat leben.

Heinrich der Bärtige ist 18 Jahre alt, als er und Hedwig heiraten, und regiert noch zusammen mit seinem

Vater das Land. Die Ehe ist für damalige Verhältnisse keineswegs extrem jung. Schon als Dreizehnjährige bekommt Hedwig ihr erstes von insgesamt sieben Kindern. Hedwig zählt zu den wenigen heiligen Frauen, die sowohl Ehefrau als auch vielfache Mutter geworden sind. Drei Kinder muss sie jedoch schon früh zu Grabe tragen.

Durch ihre Herkunft und Ausbildung ist Hedwig ihrem Gatten weit überlegen. So berichtet die *Vita*: «Wenn sie ihrem Gatten auch dem Gesetz nach unterworfen war, so wurde sie ihm doch Führerin auf der Bahn der Tugend und Frömmigkeit.» Es ist davon auszugehen, dass diese führende Rolle sich nicht ausschließlich auf das religiöse Gebiet beschränkt hat. So geht es am Hofe der Piasten recht grausam zu. Die Herzogin setzt sich ständig gegen brutale Bestrafungen ein und versucht, ihre Maßstäbe einzubringen. Die Haltung Heinrichs gegenüber seiner ungewöhnlichen Gemahlin beschreibt die *Vita* mit folgenden Worten: «Zuerst ließ er es zu. Als er selbst frömmer geworden war, übersah er es, weil er sich daran gewöhnt hatte; schließlich erlaubte er ihr Tun.»

Hedwig räumt zunächst einmal in ihrer eigenen Umgebung auf. Sie sorgt dafür, dass das defekte Schuhwerk der Zofen und Dienstboten repariert wird, erkrankte Zofen und Diener werden von ihr persönlich besucht. Entweder lässt sie ärztliche Hilfe kommen, oder sie kümmert sich selbst um Arzneimittel, wie sie es im Kloster in Kitzingen gelernt hat.

Bei diesen Aktivitäten darf man sich Hedwig sicher nicht als Krankenschwester und Sozialarbeiterin vorstellen, die zufällig auch Landesherrin ist. Hedwig ist sich ihrer Stellung durchaus bewusst. Sie ist entsprechend angezogen und lässt an ihrer Funktion nicht den geringsten Zweifel. Umso mehr hinterlässt ihr Handeln Eindruck.

Bald wendet sich Hedwig auch der Armenfürsorge zu. Wenn es in der *Vita* heißt, dass sie oft kniend den Armen die Füße gewaschen habe, so muss das keineswegs als Übertreibung abgetan werden. Im Armen und noch mehr im Kranken ist nach der benediktinischen Spiritualität Jesus selbst gegenwärtig: Alles was man ihm tut, das tut man auch Christus an, heißt es in der Regel des heiligen Benedikt. Im Laufe des 12. Jahrhunderts kommt noch ein zweiter Aspekt hinzu: das bewusste Nachvollziehen des Lebens und Leidens Jesu Christi. So ist auch Hedwig von der Mitleidsmystik eines Bernhard von Clairvaux geprägt.

Die Berichte über Hedwig widersprechen also nicht dem Geist ihrer Zeit. Das gilt auch für den eigenartigen Hofstaat, den sie sich zugelegt haben soll. Wichtigster Ort in Schlesien war schon damals die Stadt Breslau, dort lebte das Ehepaar auch die erste Zeit. Ein Adelshof war im Mittelalter aber meist in Bewegung und reiste von Burg zu Burg. Wichtige Orte konnten auch Klöster sein, um vor Ort nach dem Rechten zu sehen. Neben dem standesgemäßen Gesinde, das zu einer Landesherrin gehört, führt Hedwig anscheinend noch 13 Arme mit sich. Unschwer lassen sich darin Jesus und die zwölf Apostel erkennen. Am Gründonnerstag, an dem an das letzte Abendmahl gedacht wird, wäscht sie sogar Aussätzigen die Füße. Ganz besonders wendet sich Hedwig aber den Kranken zu. Zusammen mit ihrem Gatten gründet sie mehrere Hospitäler im Land.

Mit 37 Jahren legt Hedwig schließlich ein aufsehenerregendes Gelübde ab. Im Einverständnis mit ihrem Gatten gelobt sie immerwährende Keuschheit. Die Eheleute dürfen sich von da an nur noch im Beisein Dritter treffen. Heinrich stirbt schließlich allein im kirchlichen Bann, weil er sich beim Ausbau seiner Macht mit der Kirche angelegt hat. Hedwig zieht sich daraufhin in das von ihr gegründete Zisterzienserinnenkloster Trebnitz zurück, wo ihre Tochter Gertrud Äbtissin ist. Sie weigert sich allerdings, als Nonne in das Kloster einzutreten. Ihr ganzes Leben lang akzeptiert sie weder einen festen Beichtvater noch einen Seelenführer wie Elisabeth. Sie bleibt bis zuletzt selbständig und ganz Landesherrin. Am 15. Oktober 1243 stirbt sie im Alter von 70 Jahren im Kloster Trebnitz.

*

Bei Hedwig von Schlesien zeigt sich wie bei Hildegard von Bingen der Geist der Benediktinerinnen. Übergroße Demut sind ihre Sache nicht, ein Leben wie das ihrer Nichte Elisabeth wäre für Hedwig wohl undenkbar gewesen. Gerade als mächtige Landesherrin konnte sie jedoch viel für die Pflege der Armen und Kranken tun. Das Verfahren zur Heiligsprechung wurde bald nach ihrem Tod begonnen. Urban IV., der als erster Papst die Polen besuchte, wurden die Zeugnisse über Hedwigs Leben übergeben. Sein Nachfolger Klemens IV. vollendet die Heiligsprechung am 15. Oktober 1267 in Viterbo.

BEGINEN

Was die heilige Elisabeth und die heilige Hedwig auf einem sozial sehr hohen Niveau vorlebten, vollzog sich auch im Leben vieler meist unbekannter Frauen. Immer mehr Frauen wollten Ende des 12. Jahrhunderts ein selbstbestimmtes Leben in Armut, Keuschheit und tätiger Nächstenliebe führen, ohne dazu den Schleier einer Nonne tragen zu müssen. Manche lebten weiterhin in ihrem eigenen Haushalt, andere schlossen sich zu kleinen Gemeinschaften zusammen. In mehreren Städten entstanden mit der Zeit ganze Höfe, die von kleinen Häusern umschlossen waren, in welchen drei bis vier Frauen zusammenlebten. Diese Frauen hießen Beginen, wobei bis heute nicht geklärt ist, woher das Wort stammt und was es bedeutet. Die Bewegung breitete sich jedenfalls von Flandern und Brabant – dem Gebiet des heutigen Belgien – aus und griff schnell auf Nordfrankreich, die

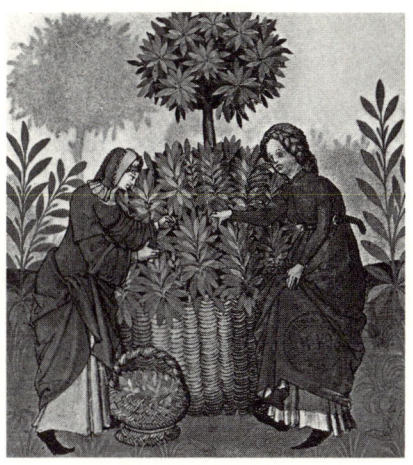

Frauen bei der Salbeiernte.

Niederlande und die deutschen Rheinlande über. Sie erreichte im Norden die Städte der Nord- und Ostseeküste, im Süden auch die Städte der Schweiz und Oberitaliens. Im Südosten, dem heutigen Gebiet von Bayern, Österreich und Tschechien, spielten sie kaum eine Rolle. Es gab auch männliche Begarden, deren Bedeutung blieb aber weit hinter der der Frauen zurück.

Die Bewegung setzte im ausgehenden 12. Jahrhundert ein. Eine frühe Form stellt das Spital von Lüttich dar, das der Priester Lambert le Bège gegründet hatte. Hier arbeiteten Frauen aus der Stadt, um die Werke der Barmherzigkeit zu erfüllen. Natürlich war diese Bewegung vielen Kirchenmännern ein Dorn im Auge.

Die Beginen kamen immer wieder in den Verdacht des Irrglaubens und der Häresie und wurden 1311 auf dem Konzil von Vienne sogar verboten. Aber es gab auch einflussreiche Persönlichkeiten, die sich für den Schutz der Frauen erfolgreich einsetzten, sodass die Bewegung trotz Verbot ständig zunehmen konnte. In der Mitte des 14. Jahrhunderts sollen in Köln geschätzte 1200 Beginen in 25 Gemeinschaften gelebt haben.

Ein Problem der Bewegung stellte die geistliche Betreuung dar, denn die Frauen lebten weder in einem kirchlichen Orden, noch gehörten sie zu einer Pfarrei. Sie unterstanden nur dem städtischen Recht. Viele Beginengemeinschaften schlossen sich im Laufe der Zeit aus diesem Grund doch einem der Orden an – meist einem Bettelorden –, wobei dies nicht immer ohne Zwang geschah.

Häufig waren es Frauen aus der Mittel- und Oberschicht der Städte, die das Leben einer Begine wählten. Viele waren zunächst eine Ehe eingegangen und suchten nun eine andere Lebensform, andere waren verwitwet oder lehnten von vornherein eine Ehe ab. Der Unterhalt der Beginen wurde durch Handarbeiten bestritten. In der Hauptsache handelte es sich um Arbeiten zur Herstellung von Textilien, wie Spinnen, Weben, Nähen und Sticken, aber auch die Herstellung von Seifen und Kerzen und sogar das Bierbrauen sind für Beginenkonvente belegt. Manche arbeiteten als Dienerinnen oder Wäscherinnen in einem fremden Haushalt. Der gesamte Erwerb kam der Gemeinschaft zugute.

Für die Städte – und Beginen sind ein Phänomen der größeren Städte – wurden die Frauen sehr bedeutsam, weil sie zahlreiche Aufgaben in den Einrichtungen der Fürsorge übernahmen. Bei diesen Aufgaben konnten sie am besten das Ideal der Armut und der Demut, das sich in der Zuwendung zum Schwachen und Kranken äußert, verwirklichen. Die Beginen stellten somit den Rückhalt für die soziale Versorgung der Bevölkerung. Aber sie übernahmen auch anspruchsvollere Aufgaben: Sie kopierten Texte, eröffneten in einigen Städten sogar Schulen und nahmen verwaiste Mädchen zur Erziehung auf.

Aus heutiger Sicht bewirkten die Beginen durchaus eine Form der Frauenemanzipation, indem sie neben den kirchlichen Institutionen und der Familie eine eigene Gestaltung des Lebens entwickelten. Dabei führten sie in der Regel ein äußerst geordnetes Leben mit täglichen Gebeten und harter Arbeit.

KLOSTERAPOTHEKERINNEN

Im späten Mittelalter gründeten die weltlichen oder geistlichen Landesherren Spitäler, in den Städten wurden sie vom wohlhabenden Bürgertum gestiftet. Betrieben wurden diese Spitäler von Heilig-Geist-Bruderschaften oder von Ritterorden wie den Johannitern. An den Residenzen und in den großen Städten waren nun studierte Ärzte für das Medizinalwesen verantwortlich. Diese «Physici» oder «Medici» kontrollierten auch die Apotheken. Daneben sorgten Wundärzte, die ihre Kunst als Handwerk erlernten, für die chirurgische Versorgung der Bevölkerung. Bei kleineren Problemen und kleinem Geldbeutel konnte auch der Bader helfen.

Diese Entwicklung führte dazu, dass die Klöster ihre monopolartige Stellung in der Medizin verloren. Viele Klöster gaben ihre offenen Spitäler auf und führten nur ihre interne Krankenabteilung weiter. Dafür gewann ab dem 16. Jahrhundert eine andere klösterliche Institution für die Bevölkerung an Bedeutung: die Klosterapotheke. Von den Nonnen und Mönchen wurden nicht nur Kräuter angebaut, sie wurden auch getrocknet, gelagert und weiterverarbeitet. Ab dem 14. Jahrhundert kamen Destillate immer mehr in Mode. Die Destillation wurde zu einem Metier der

Klöster, hatte man hier doch ideale Voraussetzungen, um ein kompliziertes Verfahren über Jahrzehnte und Generationen hinweg immer weiter zu verbessern. Der Verkauf von gebrannten Wässern, also von Kräuterbränden, entwickelte sich für einige Klöster zu einem wichtigen Geschäftszweig. In gewisser Hinsicht stellen Klöster, wie die der Karmeliter von Paris und von Regensburg, Vorläufer der Pharmaindustrie dar.

Diese Entwicklung machte auch vor den Toren der Frauenklöster nicht halt. So wurde die Klosterapothekerin der erste professionelle, staatlich anerkannte Berufsstand für Frauen.

Natürlich arbeiteten Frauen in der Landwirtschaft oder im Handwerk, halfen als Hebammen bei Geburt und im Säuglingsalter. Als «Amtfrau» konnten Frauen seit dem späten Mittelalter auch in öffentlichen Institutionen wirken, etwa in einem Hospital als Köchin oder Pflegerin. Aber in all diesen Bereichen war die Frau von einem Mann abhängig. Eine Sonderrolle spielte die Hebamme und Amme. Doch dieser Beruf war naturgemäß auf die Frauenwelt beschränkt, galt gewissermaßen als eine «natürliche» Aufgabe der Frau und kann deshalb nicht als Vorreiter für den Eintritt der Frau in die allgemeine Berufswelt angesehen werden.

Ganz anders verhält es sich dagegen bei den Apothekerinnen in den Frauenklöstern. Sie führten eine

Apotheke meist völlig selbständig mit zwei weiteren Gehilfinnen. Manche standen lediglich der eigenen Gemeinschaft zur Verfügung, andere versorgten die gesamte Umgebung mit Arzneimitteln und Ratschlägen. Sie wurden – wie die weltlichen Apotheken – oft aufwendig gestaltet. Ein wunderbares Beispiel ist die gut erhaltene Apotheke der Franziskanerinnen von St. Johannis im Gnadental in Ingolstadt an der Donau.

Die Apothekerinnen erhielten eine ordnungsgemäße Ausbildung und hatten nicht selten eine staatliche Approbation. In Bayern war das ab 1785 sogar Pflicht, obwohl die weltlichen Apotheker dagegen protestierten, weil die Ordensfrauen damit die gleiche berufsrechtliche Stellung erhielten.

Beispielhaft und sehr gut dokumentiert ist die Geschichte der Apotheke der Elisabethinerinnen aus Niederbayern, die eigentlich «Hospitalschwestern der heiligen Elisabeth» hießen. Diese Frauengemeinschaft berief sich auf die heilige Elisabeth von Thüringen und arbeitete zunächst unabhängig von einem Kloster – vergleichbar mit einem Beginenkonvent. Im Jahr 1627 schlossen sich die Frauen den Franziskanern an – auch dies ein ganz üblicher Vorgang in dieser Zeit. Sie gelobten nicht nur Armut, Keuschheit und Gehorsam wie die anderen Ordensgemeinschaften auch, sondern verpflichteten sich zusätzlich zur Pflege der Kranken und Armen. Im Schlößchen Azlburg in Straubing richteten sie ein Kloster ein, das auch ein Spital mit Apotheke umfasste. Die Apotheke bestand noch im Jahr 1811.

Eine zweite Niederlassung kam in München hinzu. Auch hier führten die Frauen neben dem Spital eine Apotheke. Dort arbeiteten drei Nonnen, eine als Apothekerin, zwei als Apothekengehilfinnen. Die Münchner Klosterapotheke war den Apothekern der Stadt ein Dorn im Auge. Die Frauen gaben nämlich die Arzneimittel an Bedürftige sehr günstig, in besonders schwierigen Fällen sogar umsonst

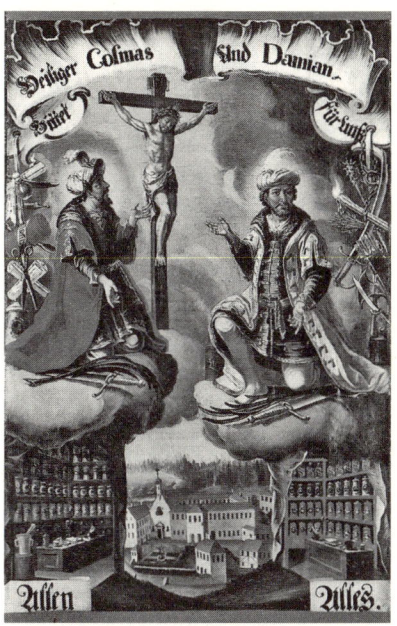

Prozessionsfahne aus dem Zisterzienserinnenkloster Gutenzell (Baden-Württemberg): Die Fahne zeigt die Schutzpatrone von Arzt und Apotheker: Cosmas und Damian. Im Durchbruch ist die Abtei Gutenzell zu sehen.

ab. Die Apotheker protestierten deshalb bei der Stadt, weil die barmherzigen Schwestern sehr beliebt waren und die Preise verdarben. Die Streitigkeiten endeten schließlich mit der Schließung des Stadtklosters im Jahr 1809.

So ging im Zeitalter der Säkularisierung zu Beginn

des 19. Jahrhunderts die Ära der Klosterapotheken in Deutschland zu Ende. In anderen Ländern, wie beispielsweise in Italien oder Brasilien, lebt die Tradition bis heute fort. Klöster stellen dort weiterhin Produkte zur Hygiene, Kosmetik und zur Linderung von Beschwerden her und verkaufen sie in eigenen Läden. In Brasilien ist die Kirche gerade dabei, ein Netz von «Grünen Apotheken» aufzubauen, die pflanzliche Heilmittel für die armen Bevölkerungsschichten zu sehr niedrigen Preisen anbieten.

Die Nonnen und heiligen Frauen des Mittelalters waren sicher ebenfalls «Grüne Heilerinnen». Von ihren Konzepten, Rezepten und Therapien handelt der zweite Teil des Buches.

TEIL II

DIE HEILKUNDE DER KLOSTERFRAUEN

DIE SALERNITANISCHE MEDIZIN – HEILKUNDE DER TROTA ALS VORBILD FÜR HILDEGARD VON BINGEN

Über den gesamten Zeitraum von etwa 800 Jahren, der im ersten Teil dieses Buches durch verschiedene Frauen und Strömungen dargestellt wurde, folgt die Heilkunde einem System, das durch die arabische Welt – und in Europa durch Salerno – geschaffen und verbreitet worden war. Die Grundlage bildet die medizinisch-physikalische Theorie der griechischen Ärzte des Altertums, wie Hippokrates und Galen. Dieses System zeigt wiederum erstaunliche Parallelen zur traditionellen chinesischen und indischen Medizin. Um die Therapien der Trota oder die heilkundlichen Ausführungen Hildegard von Bingens verstehen zu können, ist eine Auseinandersetzung mit der salernitanischen Medizin daher unerlässlich. Im Grunde ist die Kenntnis dieses Systems sogar Grundbedingung für jedes Verstehen der europäischen Kultur des Mittelalters, sei dies nun Literatur, Architektur, Malerei, Naturkunde oder Philosophie. Schließlich stellt dieses System die Physik des Mittelalters dar, weshalb ein studierter Arzt auch «Physicus» genannt wurde.

Die Grundlagen dieser Physik beherrschten nicht nur die akademisch gebildeten Mediziner, sondern praktisch jeder, der lesen konnte, und diese Fähigkeit besaßen die meisten Nonnen und Beginen.

DIE PRIMÄRQUALITÄTEN UND DIE VIER ELEMENTE

Die Anfänge dieser Heilkunde fallen mit der Geburt der Wissenschaft in Europa zusammen. Um 600 v. Chr. gaben sich immer weniger Gelehrte mit der Erklärung zufrieden, dass alles, was auf der Erde geschieht, durch eine Heerschar von Göttern, Dämonen, Geistern und weiteren übermenschlichen Wesen bestimmt sei. Bis zu diesem Zeitpunkt hatte man auch Krankheiten dem Wirken von Göttern und Dämonen zugeschrieben, ja Krankheiten konnten in manchen Kulturen sogar selbst Dämonen oder Geistwesen sein. Es waren zuerst griechische Philosophen und Ärzte, die nach anderen Ursachen suchten. In der Medizin entstand bald der Gedanke, dass viele Krankheiten offenbar durch Kälte oder zu große Hitze hervorgerufen wurden – ein Gedanke, der sich bei allen Hochkulturen wiederfindet, beispielsweise auch bei den indianischen Hochkulturen Südamerikas. Wer zu wenig trinkt, wird ebenfalls krank, und auch derjenige, der zu viel trinkt.

So kamen als weitere Ursache Trockenheit oder übermäßige Feuchtigkeit hinzu. Dies war schließlich an jedem Feld zu beobachten: Bei Dürre vertrockneten die Pflanzen, bei Überschwemmung verfaulten sie.

Diese vier Ursachen lassen sich außerdem kombinieren: Hitze ist meist mit Trockenheit verbunden, aber auch schwüle, feuchte Hitze kommt vor. Und auch Kälte kann sowohl feucht als auch trocken sein.

Damit hatten die griechischen Mediziner vier Wirkungsursachen herausgearbeitet: *warm-feucht, warm-trocken, kalt-feucht, kalt-trocken.* Warm ist besser als kalt, feucht besser als trocken. Damit ist warm-feucht der beste und kalt-trocken der ungünstigste Zustand.

In der traditionellen griechischen Medizin werden diese vier Eigenschaften als Primärqualitäten bezeichnet, mit denen alle Dinge und Vorgänge beschrieben werden können: das tägliche Wetter, das regionale Klima und die Jahreszeiten – allesamt wichtige Faktoren für Krankheit und Gesundheit.

Die Primärqualitäten lassen sich zudem auf die verschiedenen Lebensalter übertragen. Die Jugend entspricht dem Frühling und ist somit warm und feucht; das Erwachsenenalter wird mit dem warmen und trockenen Sommer gleichgestellt, das Greisenalter mit dem kalten und trockenen Herbst. Das Altern wird demnach als eine Art Vertrocknungs- und Abkühlungsprozess verstanden. Feucht und kalt ist der

Säugling und – wenig schmeichelhaft – die Frau. Erst mit Hildegard von Bingen entwickelt sich hier eine bessere und differenziertere Sichtweise.

Allein mit diesem einfachen System der Qualitäten lassen sich sehr viele physikalische und medizinische Phänomene erklären. Außerdem wird damit ein Kreislauf beschrieben. Ein Kreislauf des Werdens und Vergehens, der vom Kalt-Feuchten über das Warm-Feuchte, Warm-Trockene zum Kalt-Trockenen wieder zum Kalt-Feuchten wird. Der Hades, der Ort, an welchem nach der griechischen Mythologie die Seelen der Verstorbenen hausen, ist übrigens auch kalt und feucht. Der Gedanke der Wiedergeburt, der Gedanke des ewigen, immer wiederkehrenden Kreislaufs des Lebens ist der griechischen Philosophie nicht fremd, wie wir durch Platon wissen.

Den menschlichen Organismus konnten die Griechen mit den Primärqualitäten allein aber noch nicht erfassen. Dies gelang ihnen erst mit einem Blick auf die Naturphilosophie. Diese ging davon aus, dass alle Dinge und alle Lebewesen aus kleinsten Elementen zusammengesetzt seien, welche wiederum vier verschiedenen Elementen angehören: Erde, Wasser, Luft und Feuer. Alles, was körperlich existiert, ist der griechischen Naturphilosophie zufolge also aus einer ganz bestimmten, individuellen Mischung von Erde-, Wasser-, Luft- und Feuerteilchen zusammengesetzt.

Die Grundeigenschaften eines jeden Elements werden wiederum durch die Primärqualitäten beschrieben: *Luft – warm und feucht; Feuer – warm und trocken; Wasser – kalt und feucht; Erde – kalt und trocken.* Und wenn ein Gegenstand oder ein Lebewesen vergeht, dann zerfällt es eben wieder in diese Elementarteilchen. Das gilt auch für den menschlichen Körper.

DIE ORGANE UND DIE KÖRPERSÄFTE

Diese vier Elemente sind aber im Organismus nicht gleichmäßig verteilt, sondern jedes Einzelorgan besitzt wieder eine ganz individuelle Mischung. Dabei betrachten die Philosophen Herz, Leber, Gehirn und Milz als die vier Hauptorgane im menschlichen Organismus: Das Herz wird durch das Element Luft bestimmt und ist deshalb warm und feucht. Die Leber wird durch das Feuer definiert und ist warm und trocken. Das Gehirn wiederum wird durch das Element Wasser bestimmt und ist kalt und feucht, die Milz durch die Erde und ist daher kalt und trocken.

Nun können die einzelnen Organe noch keinen lebendigen Organismus bilden. Dazu bedarf es Verbindungen wie Venen, Arterien, Muskeln und Nervenbahnen. Zum Leben gehört aber zuallererst auch Flüssigkeit – ohne Wasser gedeiht nichts.

Die wichtigste Flüssigkeit im menschlichen Körper ist das Blut. Nach der damaligen Vorstellung ernährt das Blut den gesamten Körper. Allerdings war der Blutkreislauf noch nicht entdeckt worden. So gingen die Ärzte davon aus, dass das Blut beim Stoffwechselprozess «verbraucht» wird, so wie das Wasser beim Gießen der Pflanzen, weshalb permanent neues Blut gebildet werden muss. Diese Leistung schrieb man der Leber zu. Die Leber ist nach diesem System überhaupt das wichtigste Organ des menschlichen Organismus, nicht das Herz oder das Gehirn. Sie wird als der «Ofen» des Organismus betrachtet. Tatsächlich ist die Leber mit etwa 42 Grad das wärmste Organ des Menschen. Aus der Nahrung holt sich die Leber über die Pfortader die Stoffe, die sie zur Blutbildung benötigt. Von der Leber soll nun das Blut zum Herzen kommen, wobei das Herz sowohl als Blutbehälter als auch als Pumpe angesehen wurde. Vom Herzen wird das Blut in die Arterien gepumpt und gelangt so bis in die äußersten Spitzen des Körpers. Alle Teile und Teilchen des Körpers holen sich aus dem Blut die Nährstoffe, die sie brauchen. Was übrig bleibt, wird über die Nieren als Urin oder über die Haut als Schweiß ausgeschieden. So stellen sich die Mediziner im Mittelalter den Stoffwechsel vor.

Im Organismus gibt es aber noch weitere Flüssigkeiten, wenn auch in geringeren Mengen: den weißlichen Schleim und den gelblichen Gallensaft. In der Milz entdeckte man bei Toten außerdem eine schwarze, zähe Flüssigkeit, die als Schwarze Galle bezeichnet wurde, im Gegensatz zur Gelben Galle. Hildegard spricht neben Blut nur von verschiedenen Formen des Schleims (Phlegma).

Diese Körpersäfte sind in geringer Menge im Blut enthalten. Da sie jeweils einem Hauptorgan zur Nahrung dienen, befinden sie sich in diesem Organ in größerer Quantität. So ernährt sich das Gehirn nach mittelalterlicher Auffassung vom Schleim, weil es selbst weißlich-schleimig ist; die Milz nimmt die schwarze Galle auf, die gelbe Galle gehört zur Leber, und das Blut natürlich zum Herzen.

Die Körpersäfte, die im Folgenden auch mit den lateinischen Namen angegeben werden, besitzen dieselben Primärqualitäten wie die zugehörigen Organe. Das Blut (Sanguis) ist wie das Herz: warm und feucht. Die Gelbe Galle (Cholika) ist wie die Leber: warm und trocken. Der Schleim (Phlegma) ist wie das Gehirn: kalt und feucht. Die Schwarze Galle (Melancholika) ist wie die Milz: kalt und trocken.

Gelbe und Schwarze Galle dienen zudem der Verdauung, während der Schleim ein Speichermedium ist. Weil ständig neues Blut gebildet werden muss, benötigt der Organismus einen Speicherstoff, aus dem dieses Blut schnell gebildet werden kann: So wird die weitere Funktion des Schleims erklärt – wobei hier auch das weißliche Fett mit eingeschlossen ist.

DIE VIERSÄFTELEHRE

Nach der Medizin Salernos war ein Mensch dann gesund, wenn sich die Körpersäfte im Organismus in einem harmonischen Verhältnis zueinander befanden. Aber kein Mensch ist genauso beschaffen wie der andere, jeder hat eine eigene individuelle Mischung. Und da es auch die perfekte Mischung in der Natur nicht gibt, besitzt in jedem Organismus einer der vier Säfte ein ganz leichtes Übergewicht gegenüber den anderen. Daraus ergeben sich vier Konstitutionen, die noch heute im Sprachgebrauch lebendig sind:

Überwiegt die Gelbe Galle (Cholika), spricht man vom Choleriker. Dominiert der Schleim (Phlegma), so ist vom Phlegmatiker die Rede, und bei einem Übergewicht der Schwarzen Galle (Melancholika) vom Melancholiker. Der Konstitutionstyp, in dem das Blut (Sanguis) leicht überwiegt, wird Sanguiniker genannt.

Der Konstitutionstyp *Choleriker* ist fleckig und läuft schnell rot an. Sein Charakter ist extrovertiert, gefühlsbetont und sehr ehrgeizig, die Stimmung wechselt schnell. Zur Umgebung ist er kontaktfreudig, aber dominant und nicht kompromissbereit. Es besteht eine Neigung zu Bluthochdruck und Gallenbeschwerden.

Der *Phlegmatiker* ist äußerlich blass und weißlich, sein Charakter gelassen, distanziert, beständig, bedächtig, ruhig und nicht sehr ehrgeizig. Seine Stimmung ist ausgeglichen, beherrscht und träge. Er sucht die Gesellschaft, bleibt aber unauffällig und hört gerne zu. Dieser Typ neigt zu niedrigem Blutdruck, Verstopfung und rheumatischen Beschwerden.

Der Konstitutionstyp *Melancholiker* ist grau bis blass. Sein Charakter ist introvertiert, äußerlich ruhig, innerlich sehr gefühlsbetont und sehr ehrgeizig, aber ohne Durchsetzungskraft. Seine Stimmung ist meist ernst und grübelnd, aber beständig. Melancholiker bleiben oft Einzelgänger, sind aber sehr kreativ und können sich lange mit einer Sache beschäftigen, deshalb gibt es unter ihnen viele Wissenschaftler und Künstler. Gesundheitlich besteht eine Neigung zu depressiver Stimmung, zu Verdauungsbeschwerden und Steinbildung.

Der Konstitutionstyp *Sanguiniker* wird in allen Texten äußerlich als rosig beschrieben, sein Charakter als extrovertiert, gelassen, entschlussfreudig, von optimistischer, heiterer Stimmung, kontaktfreudig, kompromissbereit, diplomatisch. Es handelt sich um den gesündesten Typ.

Gefahr droht, wenn von einem Körpersaft mehr vorhanden ist, als der Organismus aktuell benötigt. Dann kann es geschehen, dass das Überflüssige sich irgendwo im Körper sammelt, fault oder sich entzündet: Diese Verstopfung, Fäulnis oder Entzündung stellen die eigentliche Krankheit dar, die sich durch Beschwerden (Symptome) äußert. Weil in diesem System die Körpersäfte für die Erklärung der Entstehung von Krankheiten eine zentrale Rolle spielen, spricht man von der *Viersäftelehre* oder *Humoralpathologie*. Der Fachausdruck leitet sich von lateinisch *humor* (Saft) und der aus dem Griechischen entnommenen Wortschöpfung *Pathologie* (Krankheitslehre) ab.

Die Medizin, wie sie in Salerno und bald auch in den Klöstern gelehrt wurde, basiert auf einem sehr umfangreichen Schema, in dem die Zahl vier das wichtigste Gliederungsprinzip ist (zum Vergleich: In der chinesischen Medizin dominiert die Zahl Fünf, in der indischen Medizin gibt es Dreier- und Viererschemen). In dieses Vierersystem wurden alle physikalischen, naturwissenschaftlichen und medizinischen Phänomene integriert. Die Zahl Vier steht in der christlichen Zahlenmystik für die Welt, die Erde, und deshalb sollte alles, was körperlich, weltlich war, mit dieser Zahl ausgedrückt werden: Elemente, Klimazonen, Himmelsrichtungen, Jahreszeiten, Menschenalter, Hauptorgane, Körpersäfte, Primärqualitäten.

Primär-qualitäten	WARM + FEUCHT	WARM + TROCKEN	KALT + TROCKEN	KALT + FEUCHT
Haupt-organe	Herz	Leber	Milz	Gehirn
Elemente	Luft	Feuer	Erde	Wasser
Säfte *Humores*	Blut *Sanguis*	Gelbe Galle *Cholika*	Schwarze Galle *Melancholika*	Schleim *Phlegma*
Farben	Rot	Gelb	Schwarz	Weiß
Lebens-alter	Jugend	Erwachsener (Mann)	Greis	Kleinkind (Frau)
Zeiten	Frühling	Sommer	Herbst	Winter
Himmels-richtung *Winde (Klima)*	Osten *Eurus*	Süden *Auster, Notus*	Westen *Zephyrus*	Norden *Aquilo, Boreas*
Planeten	Jupiter	Sol, Mars	Saturnus	Luna, Venus
Tierkreis-zeichen	Zwillinge Waage Wasser-mann	Widder Löwe Schütze	Stier Jungfrau Steinbock	Krebs Skorpion Fische

Das Schema der mittelalterlichen Medizin und Physik im Überblick.

KRANKHEITEN UND IHRE BEHANDLUNG

Das Viererschema der mittelalterlichen Physik und Medizin erscheint zum einen sehr abstrakt und konstruiert, zum anderen doch etwas sehr einfach. Die Ärzte und Ärztinnen Salernos konnten es aber erstaunlich gut auf die verschiedensten Aspekte ihres Wirkens anwenden, insbesondere natürlich auf die Beschwerden und Krankheiten ihrer Patienten. Aus diesem Schema heraus wurden schließlich auch die entsprechenden Therapien entwickelt. Obwohl diese Grundlagen der Humoralpathologie sehr weit von unserem heutigen Kenntnisstand entfernt zu sein scheinen, kamen die Frauen und Männer bei vielen Erkrankungen zu Therapieansätzen, die auch aus moderner Sicht sinnvoll erscheinen. Mit Aberglauben hat diese Medizin nichts zu tun. Vielmehr handelt es sich um ein in sich völlig logisches System. Auch die Beachtung von Mondphasen und Planetenkonstellationen spielte zunächst in Salerno keine Rolle, und selbst der christliche Glaube wurde weitgehend ausgeblendet. Von Gott ist allenfalls in den Vorreden der medizinischen Schriften die Rede, wenn gesagt wird, dass auch die Arzneikunst von Gott komme. Eine große Ausnahme stellt hier lediglich Hildegard von Bingen dar, die ihre medizinischen Aussagen immer wieder mit religiös-theologischen Ausführungen verbindet.

Im Zentrum der Medizin von Salerno wie auch der gesamten Klostermedizin steht die *Digestio* (Verdauung). Heute würde man von Stoffwechselprozessen sprechen. Die Verdauung wurde in eine vierfache Kochung unterteilt, wobei jede Umwandlung von Stoffen als Kochung verstanden wurde.

Die erste Verdauungsstufe bzw. Kochung erfolgt im Magen. Hier sammelt sich die Speise nach der Nahrungsaufnahme. Der Magen wird in den Quellen meist mit einem Topf verglichen, in dem die Speisen nochmals verkocht werden. Die Hitze dazu liefert die benachbarte Leber, die ja tatsächlich das heißeste Organ des Körpers ist und deshalb oft als Ofen bezeichnet wird. Außerdem gelten das Herz und die Lunge als warme Organe, die zur Verdauungswärme beitragen. Der Vergleich mit dem Kochen ist gar nicht so abwegig, denn das Kochen von Fleisch und Gemüse bewirkt wirklich eine Vorverdauung. Viele Lebensmittel könnte der Mensch ohne vorheriges Kochen gar nicht zu sich nehmen.

Aus der ersten Verdauung im Magen geht nach der salernitanischen Lehre ein feiner Speisesaft hervor, welchen sich die Leber über die Pfortader holt. In der Leber erfolgt nun die zweite Verdauung, wobei aus dem feinen Speisesaft die vier Körpersäfte entstehen. In den Adern geschieht die dritte Verdauung, hier werden die Stoffe nochmals verfeinert. Die vierte

Verdauung ist schließlich die Aufnahme der Nähr-stoffe der einzelnen Organe und Körperteile aus dem Blut. Die Reststoffe werden dann über Schweiß und Harn ausgeschieden, während der Kot der Rest ist, den die Leber nicht verwenden konnte. Wie die folgen-den Beispiele zeigen, werden in der Klostermedizin nahezu alle inneren Krankheiten auf Störungen dieses Verdauungsprozesses zurückgeführt.

VERSTOPFUNG

Wenn die Verdauung als Kochung interpretiert wird, handelt es sich um einen Prozess, der Wärme benö-tigt, die von der Leber und teilweise auch von Herz und Lunge kommt. Liefern diese Organe wegen einer Schwäche oder Überlastung nicht genügend Wärme, dann kann die Speise im Magen nicht richtig gekocht, also verdaut werden, außerdem stocken die Säfte, die die Leber an sich zieht oder ins Blut weitergibt. Die Leber verstopft. Zudem fehlt es an Gallensaft, an der Gelben Galle. Der gesamte Verdauungsvorgang gerät ins Stocken, der Mensch entwickelt eine Verstopfung.

Dass nicht nur die Salernitanerin Trota, sondern auch eine deutsche Nonne wie Hildegard von Bingen dieser Vorstellung folgt, zeigt das folgende Zitat aus Hildegards *Causae et curae*: «Der Magen ist im mensch-lichen Körper dafür geschaffen, dass er alle Speisen aufnimmt und verdaut … Wenn nun manche Menschen zu viele Speisen zu sich genommen haben, und zwar rohe, ungekochte, halbgare und übermäßig oder außerordentlich fette und schwere oder trockene und saftlose, dann können manchmal Herz, Leber und Lunge und die sonstige Wärme im Menschen dem Magen kein so starkes Feuer geben, dass diese Speisen gar werden könnten. Daher gerinnen sie im Magen und werden hart und schimmlig.»

Die Therapie zielt logischerweise nun darauf, dem Organismus Wärme zuzuführen. Dies kann durch wärmende Auflagen, Umschläge oder Bäder von außen her erfolgen, oder durch wärmende Arzneimittel von innen.

Eine entsprechende Heilpflanze, die nicht nur Hildegard in diesen Fällen besonders lobt, ist der Ingwer. Er soll den Körper durchwärmen und die eingetrockneten Säfte wieder zum Fließen bringen. Ein sehr beliebtes Mittel bei Verstopfung ist außerdem Aloe, die den Magen vom kalten Phlegma (Schleim) reinigen, die Leber stärken und eine sehr mild abführende Wirkung haben soll. Wenn unverdaute Speisen im Magen «gerinnen und sich verhärten», empfiehlt Hildegard auch Ysop («Josefskraut») oder Liebstöckel, dessen Früchte und Wurzel als sehr wärmend bezeichnet werden.

Diese Maßnahmen gegen Verstopfung – insbesondere die Gabe von Aloepulver – sind auch nach dem Kenntnisstand der modernen Kräuterheilkunde keineswegs abwegig. Nur der Ysop wird heute von der wissenschaftlichen Phytotherapie nicht mehr empfohlen.

DURCHFALL

Durchfall wird in der mittelalterlichen Medizin natürlich genau umgekehrt erklärt. Die eigentliche Ursache ist demnach eine übermäßige Erhitzung des Organismus, die zum Beispiel durch stark erhitzende Speisen wie sehr scharfe Gewürze und durch Getränke hervorgerufen wird. Hier müssen zur Heilung kühlende und besänftigende Mittel äußerlich oder innerlich angewendet werden. Eine ausgeprägt kühlende und trocknende Wirkung wurde dem Sauerampfer (*Accidula*) zugesprochen. Im *Kräuterbuch der Klostermedizin* heißt es: «Jede Form von Durchfall pflegt das Kraut mit Wein getrunken oder oft gegessen zu besänftigen.» Breit- oder Spitzwegerich galten ebenfalls als kühlend und stark trocknend. Manchmal gaben die Klosterfrauen auch Eibisch (*Althea*). Als leicht kühlende Pflanze wurde außerdem die Rose eingeordnet, die deshalb in den Quellen auch bei Durchfall genannt wird. Eines der wichtigsten Mittel war jedoch nicht pflanzlicher Art, sondern Erde. Seit der Schule von Salerno nahm dabei die armenische Tonheilerde den ersten Rang unter den Heilerden ein. Bei ganz starken Durchfällen wurde zum Schlafmohn gegriffen. Die schwarzen Samen sollten dazu mit Wein eingenommen werden (allerdings wird vor Überdosierung sehr gewarnt).

Zur Gabe von Schlafmohn würde die moderne Kräuterheilkunde nur in extremen Fällen greifen. Die Tonheilerde ist allerdings sehr sinnvoll, sie entspricht etwa der medizinischen Kohle, wirkt allerdings wesentlich milder.

Hildegard von Bingen erwähnt den Durchfall übrigens an keiner Stelle explizit, weder in ihrer *Causae et curae* noch in der *Physica*. Sie spricht allerdings mehrfach von einem heißen oder fiebrigen Magen, darin könnte der Durchfall inbegriffen sein, weil es sich nach der mittelalterlichen Theorie um einen Prozess der «Überhitzung» handelt.

ERKÄLTUNG

Das Schnupfensekret wurde als weißliche Flüssigkeit eindeutig dem Phlegma (Schleim) zugerechnet. Phlegma ist kalt und feucht und sammelt sich beim gesunden Menschen vornehmlich im Gehirn. Ist der Mensch nun innerlich kalt − sei es, weil seine Organe nur träge arbeiten, sei es durch äußere klima-

tische Bedingungen, wie sie vor allem im Winterhalbjahr herrschen, oder durch Überanstrengung –,
dann steigt zu viel Phlegma in den Kopf. Es entsteht
ein Druck und damit Kopfschmerz. Das überflüssige
Phlegma wird nicht verbraucht und schlägt in eine
krankhafte Flüssigkeit um. Hildegard vergleicht den
Vorgang mit dem Kochen von Gift. Dieses «Gift»
bzw. das krankhaft gewordene Phlegma verstopft die
Atemwege in der Nase und im Rachen. Der Mensch
hat Schnupfen bzw. einen Katarrh der Atemwege. Der
Körper versucht nun das Gift durch Niesen und
Husten loszuwerden, oft tränen auch die Augen.

In dem großen salernitanischen Kompendium *Über
die Behandlung der Krankheiten* (De aegritudinum curatione), in dem auch Anweisungen aus der *Practica* von
Trota eingearbeitet wurden, wird der Erkältungs-
schnupfen so beschrieben: Ein Schnupfen aus kalter
Ursache «wird an folgenden Zeichen erkannt: fahle
Gesichtsfarbe, Tränen werden als kalt empfunden und
erkälten die Haut des Gesichts, der Leidende fühlt
Kälte tief im Leib, und er gibt an, er sei durch abküh-
lende Speisen und Tränke und durch die Kälte der Luft
in Befinden und Komplexion (Konstitution) verän-
dert worden».

Noch verständlicher ist die bereits erwähnte
Schilderung Hildegards in *Causae et curae*: Sind die
Verdauungsorgane kalt und schwach, senden sie ihren

kalten, feuchten Brodem in das Gehirn. Dieser Brodem oder Schleim wird zu einem zusammengebrauten Gift und zieht die Krankheitskeime der erkrankten Säfte zusammen, «sodass sie unter Schmerzen durch die Nase und den Rachen ausgeschieden werden».

Wie kann nun aber der Schleim aus den oberen Atemwegen, wie Nasenhöhle und Rachenraum, entfernt werden? Dazu liefert Hildegrad ebenfalls in *Causae et curae* ein Beispiel mit einer ganz ungewöhnlich ausführlichen Beschreibung. Zunächst sollen Pillen hergestellt werden, die aus einer Mischung aus Gummiharz, dem Saft von Odermennig, Bockshornklee und Ruprechtskraut (*Geranium robertianum* L.) sowie aus gepulvertem Galgant und Engelsüß geformt werden. Die fertiggedrehten Pillen werden zuletzt noch in Presssaft vom Schöllkraut getaucht und an der Sonne getrocknet. Die Wärme eines Ofens oder eines offenen Holzfeuers sei ungeeignet, betont Hildegard, denn dem Feuer fehlt etwas im Vergleich zur Wärme der Sonne. (Von der Nachahmung der Pillen muss dringend abgeraten werden, da sie möglicherweise krebserregende Stoffe enthalten.) Die Wirkung beschreibt Hildegard folgendermaßen: Die Wärme der Kräuter und die Kraft des Gummiharzes «überwinden die kalten Säfte, die im Menschen aus dem Phlegma entstehen». Bei der Einnahme der Pillen soll man sich in Lammfell oder ein anderes wärmendes Tierfell einhüllen, um auf diese Weise zusätzlich den Körper zu erwärmen. Die Hitze eines Feuers sei aber ungeeignet, meint die Äbtissin weiter, denn dadurch würden die Gefäße anschwellen, das Blut übermäßig aufwallen, und so die Säfte auf verkehrte Weise nach außen geleitet werden. Von den Pillen sollen fünf bis neun noch vor Sonnenaufgang eingenommen werden, und zwar so, dass sie in Honig getaucht einzeln geschluckt werden. Wenn man eine befreiende Wirkung der Pillen spürt, soll man gegen Mittag eine Suppe essen, damit der eventuell verhärtete Magen erweicht wird. Außerdem wird durch die Suppe wiederum Wärme zugeführt. Gegen den kalten und feuchten Schleim werden demnach sanft wärmende und trocknende Maßnahmen empfohlen.

Über die Wirkung der «Erkältungspillen» nach Hildegard von Bingen lässt sich nur spekulieren. Dass die Zufuhr von Wärme eine sehr sinnvolle Maßnahme darstellt, ist wohl unbestreitbar. Nahezu alle traditionellen «Hausmittel» zielen letztlich darauf ab, den Patienten zum Schwitzen zu bringen, also die Körpertemperatur zu erhöhen. Dadurch werden die Erkältungsviren abgetötet.

RHEUMATISCHE BESCHWERDEN

Rheuma und Gicht werden in der medizinischen Literatur des Mittelalters meist zusammen betrachtet. Hauptursache soll in erster Linie wiederum das Phlegma sein. Ist im Körper zu viel Kälte, sodass zu viel Phlegma produziert wird, kann sich der Schleim auch in den Gelenken sammeln. Er führt dort zu Schwellungen, die aufgestaute Flüssigkeit wird schlecht, und es kommt zu Schmerzen. Läuft das Phlegma ganz hinab und sammelt sich im Fuß, spricht man in Salerno von Gicht bzw. Podagra. Hildegard führt die Gicht auf übermäßiges Weintrinken zurück und verwendet als Gegenmaßnahme das Schröpfen.

Gegen Rheuma und Gicht empfehlen die Kräuterbücher den stark erwärmenden Senfumschlag. Im *Kräuterbuch der Klostermedizin* − einer modernen Übersetzung des Kräutergedichts *Macer floridus* − findet sich ein antikes Rezept für einen Senfumschlag, der sicherlich so auch im 12. Jahrhundert in den Hospitälern zum Einsatz kam.

REZEPT FÜR EINEN SENFUMSCHLAG Senfkörner in einem Mörser gründlich zerstoßen und dazu ganz wenig Weißbrot geben (zwei Teile Körner, ein Teil Weißbrot). Die Masse mit Dörrfeigen, Honig und Essig verrühren.

Als erwärmende Arzneipflanze galt auch damals schon die Brennnessel, die bis heute bei Gelenkbeschwerden eingesetzt wird. Das *Kräuterbuch der Klostermedizin* überliefert zwei Rezepte gegen Gelenkbeschwerden auf der Basis von Brennnesselwurzel. Dazu soll die Wurzel zerquetscht und in starkem Wein aufgelöst werden, oder man stellt eine Salbe her, indem die Wurzel in Öl gekocht wird.

Allerdings kann nach der Schule von Salerno Rheuma und Gicht auch durch einen Überschuss und eine daraus resultierende Anstauung der Gelben Galle hervorgerufen werden. Dann sind die Stellen gerötet und erwärmt. Der Patient empfindet Kühlung als angenehm. In diesem Fall empfiehlt man Umschläge mit Rosenöl, Eibischöl und Ähnlichem.

DIE WIRKUNG DER ARZNEIMITTEL

Diese vier Beispiele häufiger Erkrankungen und ihrer Behandlungen nach der Klosterheilkunde zeigen, dass nicht nur die Organe und Körpersäfte durch die Primärqualitäten *warm – kalt, feucht – trocken* beschrieben wurden, sondern auch die Arzneimittel. Konsequenterweise mussten demnach «kalt-feuchte» Erkrankungen wie die meisten Erkältungs- oder viele Gelenkbeschwerden mit «wärmenden und trocknenden» Arzneimitteln kuriert werden. Tatsächlich wurde der gesamte Arzneischatz – nicht nur die Kräuter, sondern auch einige Mineralien, tierische Mittel (Milch, Honig) oder die zusammengesetzten Mittel – durch die Primärqualitäten beschrieben.

Im Zusammenhang mit den Arzneipflanzen haben die Primärqualitäten eine nachvollziehbare Bedeutung, die deshalb auch heute noch zu verstehen ist. Warm oder wärmend bedeutet nicht, dass eine Pflanze sich wärmer anfühlt als eine andere. Ein Senfkorn ist nicht wärmer als der Mohnsamen. Trotzdem gilt das Senfkorn als sehr warm, der Mohnsamen als sehr kalt. Es kommt vielmehr auf die Wirkung an, die am oder im Körper durch das Mittel ausgelöst wird. Durchblutungsfördernde Mittel führen zu einer Erwärmung, auch wenn sie selbst gar nicht warm sind.

«Wärmend» bedeutet aber noch viel mehr: Es wird ganz allgemein ein anregender Reiz ausgelöst. Dieser kann die Magen-Darm-Tätigkeit fördern oder die Lebertätigkeit (nach damaliger Vorstellung). Mit dem «wärmenden» Reiz können aber auch die Monatsblutung oder die Geburtswehen ausgelöst werden.

«Trocknend» bedeutet in der Klostermedizin so viel wie ausleitend. Damit ist nicht nur eine harntreibende oder allgemein wassertreibende Wirkung gemeint. Die ist zwar mit eingeschlossen, in der salernitanischen Medizin greift der Begriff aber viel weiter.

Es geht generell darum, dass irgendeine Körperflüssigkeit zum Fließen gebracht wird: Das betrifft sowohl den Speichel als auch die Magensäfte, Gallensaft, Harn oder die Menstruation.

Grundsätzlich lässt sich sagen, dass wärmende-trocknende Mittel gegen kalte und feuchte Krankheiten eingesetzt wurden, welche vor allem durch ein Übermaß an Phlegma hervorgerufen wurden, da der Schleim als kalt und feucht galt. Dazu zählten neben den Erkältungskrankheiten auch Augenleiden wie der Star, zögerliche Verdauung, rheumatische Beschwerden und die Gicht.

«Kühlend» bedeutet in der Klostermedizin hingegen sedierend und zusammenziehend: Kühlende Pflanzen wurden gegen Schmerzen (insbesondere Kopfschmerzen), zur Blutstillung, zur Wundverheilung sowie gegen Fieber, Durchfall und zur Schlafförderung eingesetzt. Beispiele für kühlende Mittel sind Opium, Bilsenkraut und der Schwarze Nachtschatten (*Solanum niger* L.).

Mit dem Attribut «befeuchtend» wurden die Schleimdrogen und besonders safthaltige Pflanzen, wie Melonengewächse und Obstsorten, versehen.

EIN BEISPIEL AUS DER
GYNÄKOLOGIE DER TROTA

Ein Beispiel aus der *Trotula* zeigt, dass auch die Ärztin Trota ganz in der Praxis der Primärqualitäten und der Viersäftelehre arbeitete. So wird zu Beginn des Traktates *Behandlungen der Frauen* (De curis mulierum) eindringlich dazu aufgefordert, erst einmal zu prüfen, ob eine Frau «warm» oder «kalt» sei. Gemeint ist hier allerdings nicht ihr normaler Gesundheitszustand, vielmehr geht es um die Frage, ob die Patientin von einem Leiden aus warmer oder aus kalter Ursache befallen sei.

Wenn die Frau an einer Krankheit litt, die durch eine warme Ursache hervorgerufen wurde, dann sollte sie eine Bedampfung von kalten, d.h. kühlenden Kräutern erhalten. Aus diesem Grund wurde empfohlen, Malve, Veilchen- und Rosenblätter in Wasser zu kochen, und die Leidende sollte sich über den dampfenden Topf setzen. Die drei genannten Pflanzen galten in der Klostermedizin und in Salerno alle als kühlend, wie auch dem Teil III dieses Buches über die Kräuter zu entnehmen ist.

Wenn die Frau aber aufgrund von Kälte erkrankt war, was als einfacher zu behandeln galt, dann nahm man Poleiminze, Lorbeerblätter und Flohknöterich, machte mit diesen Kräutern eine Bedampfung und stellte zudem mit ihnen einen Tampon her. Danach nahm man Gewürznelke, Speik, Bergminze, Muskatnuss und Storaxharz (Harz vom Storaxbaum), gab die Mischung in eine Eierschale und legte diese auf heiße Kohlen. Die Frau sollte sich dann über diese Kohlen setzen und ihre Genitalien damit beräuchern.

Die Bedampfungen und Beräucherungen sind ganz typische Heilmethoden aus Salerno. Bei den Nonnen nördlich der Alpen finden sich diese Verfahren nicht so häufig, wie an der Medizin Hildegard von Bingens zu sehen ist.

NATUR UND MEDIZIN
NACH HILDEGARD
VON BINGEN

Hildegard von Bingen stellt ihre medizinisch-naturkundlichen Schriften in einen größeren Zusammenhang als die salernitanischen Frauen. Ihre theologischen Vorstellungen von der Schöpfung, vom Kosmos und vom Menschen finden sich sowohl in ihren visionären Schriften als auch in den medizinischen Werken, ganz besonders in *Causae et curae*. Die dritte visionäre Schrift, das *Buch vom göttlichen Wirken*, und der Anfangsteil von *Causae et curae* scheinen sich geradezu aufeinander zu beziehen.

Hildegard sieht sowohl den Schöpfergott als auch seine Schöpfung, den Kosmos, in Kreisgestalt, wie das Bild ihrer Vision vom Menschen in der Schöpfung auf Seite 4 des Tafelteils deutlich macht. Die Welt ist aus den Elementen Feuer, Luft, Wasser und Erde «gefestigt». Diese vier Elemente haben im Kosmos Zonen und bilden eine Hierarchie. Ganz oben, als äußerster Kreis, umgibt das Feuer alles. Es wird durch die Gestirne erfassbar. Darunter befindet sich der Raum der Luft. Sie bringt den Tau, den Windhauch und die Wärme. Unter der Luft ist die Region des Wassers. Im Wasser befindet sich neben Feuchtigkeit auch Luft, deshalb sei das Wasser so beweglich, meint Hildegard. Die Bewegungen im Makrokosmos und im Mikrokosmos, also auch im Menschen selbst, versteht Hildegard als Werk von Winden. Die Erde − und damit ist sowohl das Element Erde als auch der Planet gemeint − steht unten bzw. im Zentrum. Sie ist von Natur aus kalt, im Winter gibt sie aber Wärme ab. Sie lässt alles keimen und wachsen. Beachtlicherweise versteht Hildegard die Erde als Planet bereits als Kugel: «Die Kugel ... stellt die Erde dar, die inmitten der übrigen Weltstoffe existiert ...»

Das eigentliche Zentrum der Schöpfung ist nach Hildegard jedoch der Mensch. Im Menschen spiegelt sich der Kosmos: «Gott hat den Menschen nach dem Vorbild des Firmaments geformt und seine Kraft mit der Macht der Elemente gestärkt; Gott hat die Weltkräfte fest in das Innere des Menschen eingefügt, sodass der Mensch sie beim Atmen einzieht und ausstößt, wie die Sonne, welche die Erde erleuchtet, ihre Strahlen aussendet und sie wieder in sich zieht.»

DIE ELEMENTE
UND KÖRPERSÄFTE

Mehrfach erwähnt Hildegard in *Causae et curae*, dass der Mensch aus den vier Elementen besteht: «Feuer, Luft, Wasser und Erde sind im Menschen, und aus ihnen besteht er. Denn vom Feuer hat er die Wärme, von der Luft den Atem, vom Wasser das Blut und von der Erde das Fleisch. So hat er auch vom Feuer die Sehkraft, von der Luft das Gehör, vom Wasser die Beweglichkeit und von der Erde die Glieder zum Gehen.»

Die Elemente sorgen auch für Gesundheit und Krankheit: «Wenn die Elemente im Menschen geordnet wirken, erhalten sie ihn und machen ihn gesund. Wenn sie aber in ihm nicht harmonisieren, machen sie ihn krank und bringen ihn um.» Das gleiche gilt nach Hildegards Auffassung auch für die Säfte. Sie spricht aber nicht wie die Meister in Salerno von Blut,

Schleim, Gelber und Schwarzer Galle, sondern von zwei übergeordneten Säften, die «Phlegma» heißen, und zwei untergeordneten, die sie «Schleim» nennt – wobei normalerweise «Phlegma» mit «Schleim» übersetzt wird. Letztlich gibt es also auch bei Hildegard nur vier Arten von Phlegma: das trockene, das feuchte, das schaumige und das lauwarme.

DIE SEELE

Aber durch die Elemente und Säfte allein könnte der Mensch nicht leben, meint Hildegard. Etwa vier Wochen nach der Zeugung (!) kommt in das Fleischgebilde wie ein heftiger warmer Wind, «wie ein Wind, der laut gegen die Wand bläst», die Seele in den «Klumpen». Dieser Lebensgeist durchdringt mit der Zeit die ganze Gestalt «und erfüllt und stärkt sie im Mark und in den Adern, sodass sie dann mehr als vorher wächst, bis die Knochen über das Mark ausgebreitet sind und die Adern so stark werden, dass sie das Blut halten können. Nun bewegt sich das Kind, und die Mutter fühlt es, wie wenn sie einen plötzlichen Stoß erhielte, und von da an bleibt es immer in Bewegung. Denn der lebendige Wind, der die Seele ist, tritt, wie oben erwähnt, nach dem Willen des allmächtigen Gottes in diese Gestalt ein, stärkt sie, macht sie lebensfähig und wandert überall darin umher wie eine Raupe, die Seide spinnt, von der sie wie in einem Haus bedeckt und eingeschlossen wird.» So stellt Hildegard die Beseelung des Kindes in *Causae et curae* dar. Die Seele ist der Blasebalg des Lebensfeuers. Erwähnenswert ist, dass von der Seele selbst in den übrigen Werken der Klostermedizin nie die Rede ist .

DAS MARK

Im Gegensatz zur Medizin aus Salerno erfüllt das Mark bei Hildegard ganz wichtige Funktionen. Sie entsprechen teilweise denen, die sonst der Leber zugeschrieben werden. Das Mark ist heiß, und zwar heißer als Feuer! Und diese Hitze ist unauslöschlich, solange der Mensch lebt. Vermutlich ist hier vor allem das Mark der Wirbelsäule gemeint, das tatsächlich über den klinischen Tod eines Menschen hinaus weiter produziert wird. Dieses Mark hat drei Wirkungskräfte: Es erhitzt das Blut, damit es fließen kann; es sorgt für Blutfluss, bei der Frau speziell für die Menstruation; und es sorgt für den Zeugungstrieb.

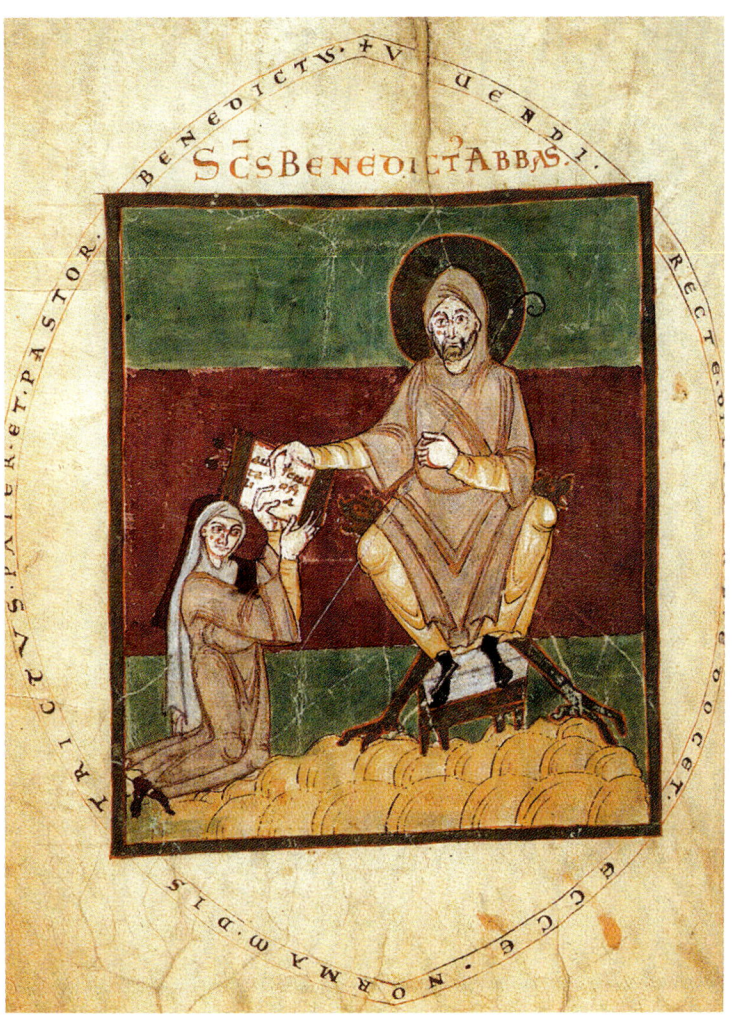

Einer Äbtissin wird die Ordensregel vom heiligen Benedikt übergeben.

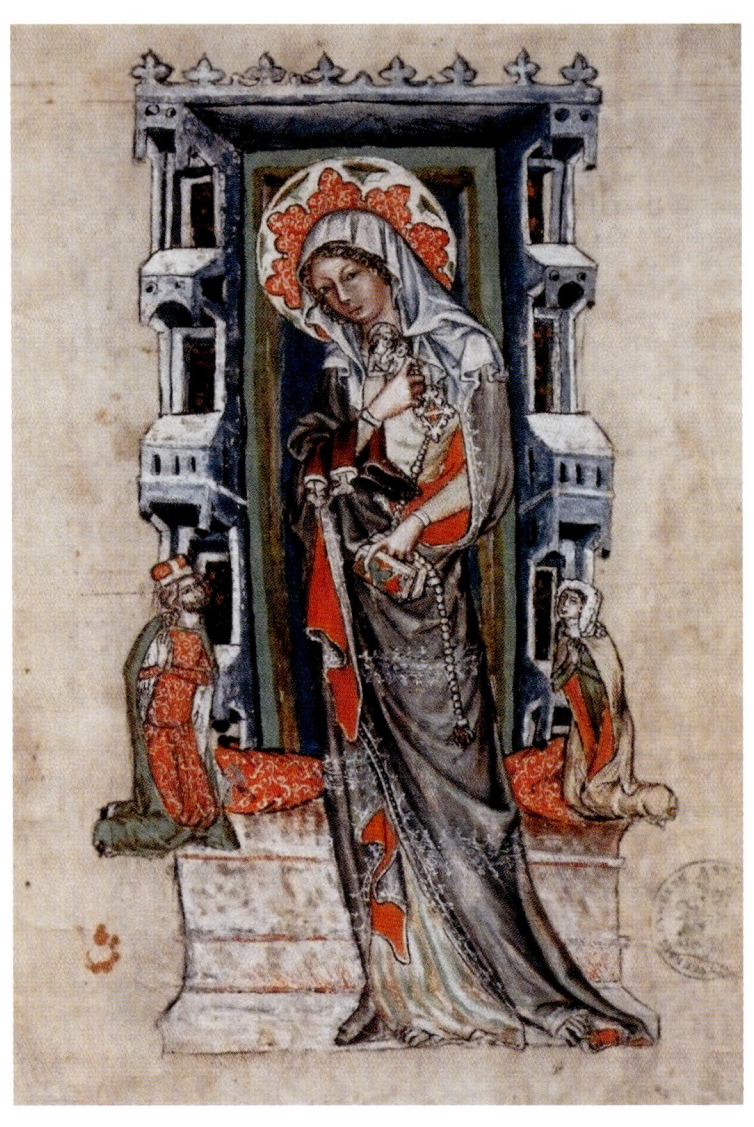

Hedwig von Schlesien. Miniatur aus einer schlesischen Handschrift aus dem Jahr 1353.

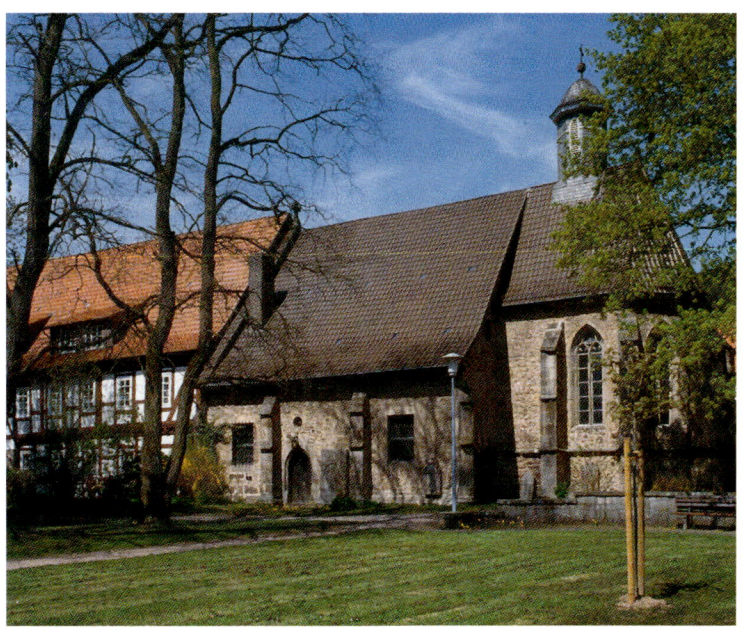

Elisabeth-Spital in Spangenberg: Typische Form eines mittelalterlichen Spitals, das Fachwerkhaus links gehört ursprünglich nicht dazu.

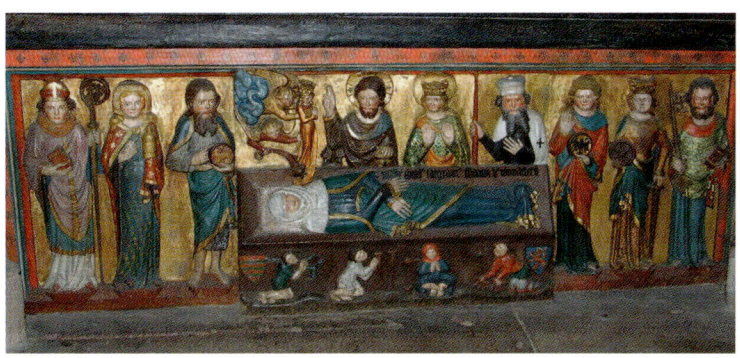

Mausoleum der heiligen Elisabeth: Die Seele der Elisabeth steigt zu den Heiligen auf.

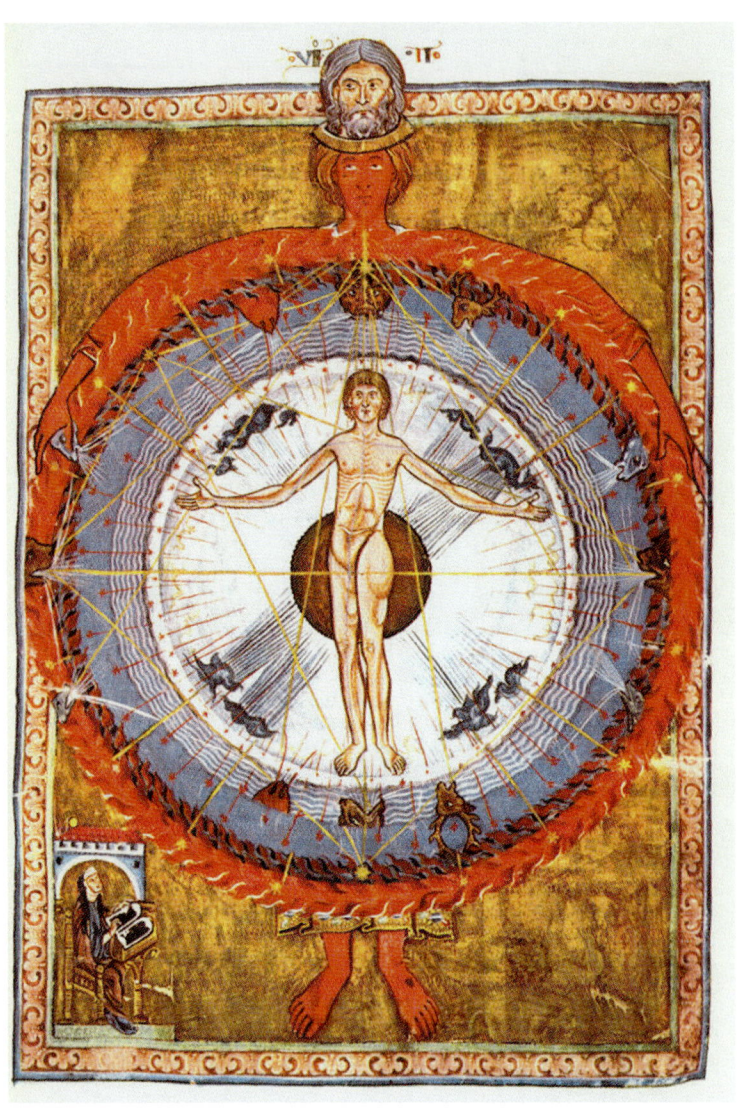

Hildegard von Bingens Vision vom Menschen in der Schöpfung.

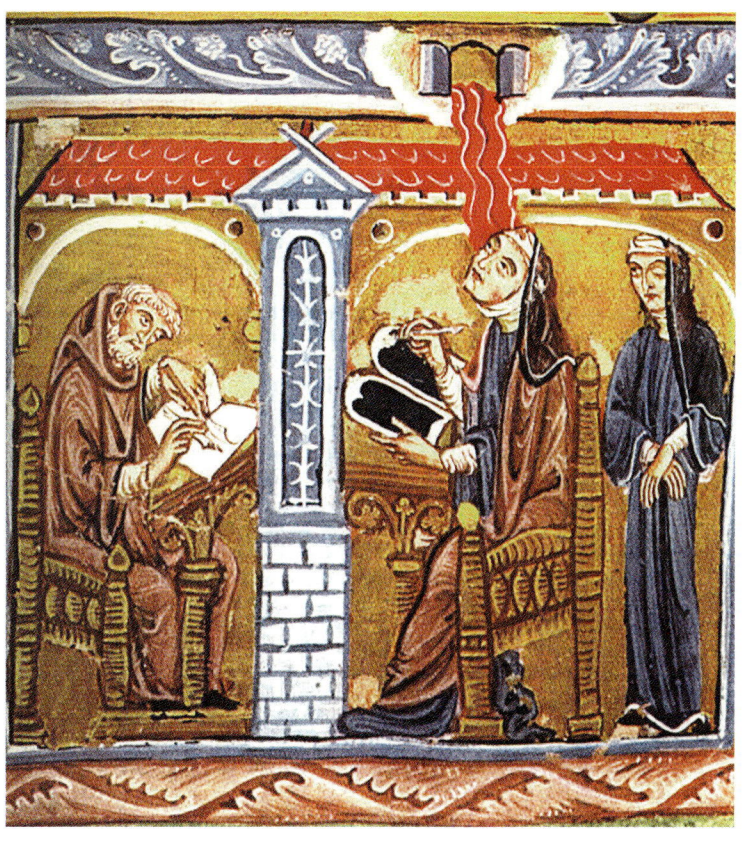

Hildegard-Codex: Die Seherin erhält eine Vision und macht Notizen auf einer Wachstafel. Der Text wird anschließend von einem Mönch endgültig festgehalten.

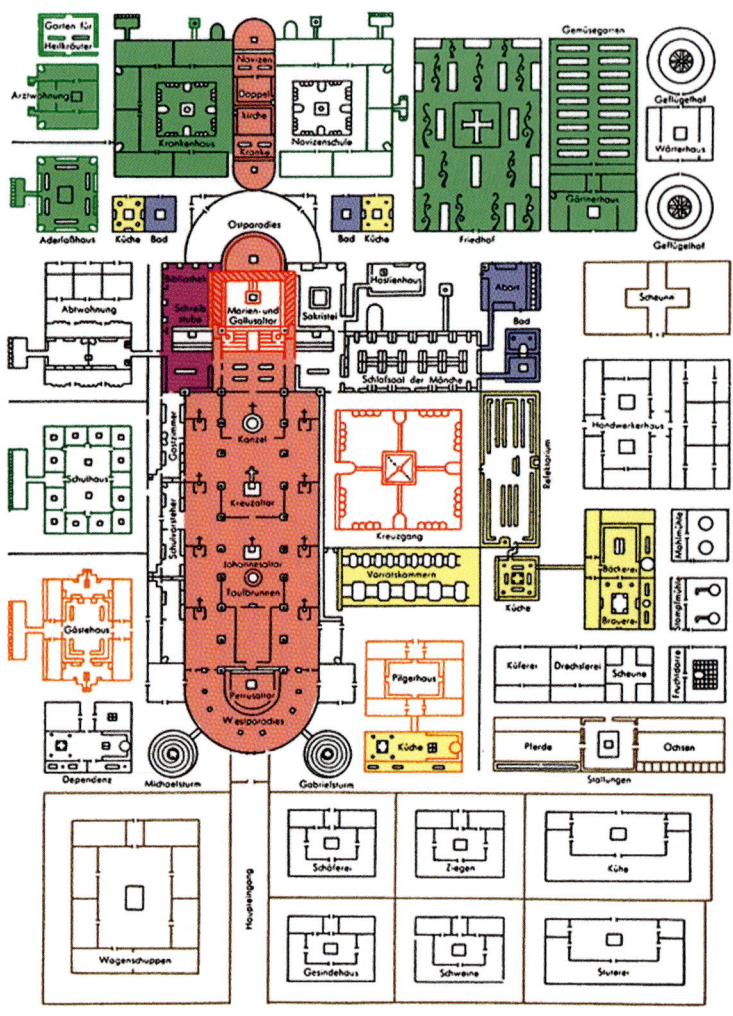

Der St. Galler Klosterplan.

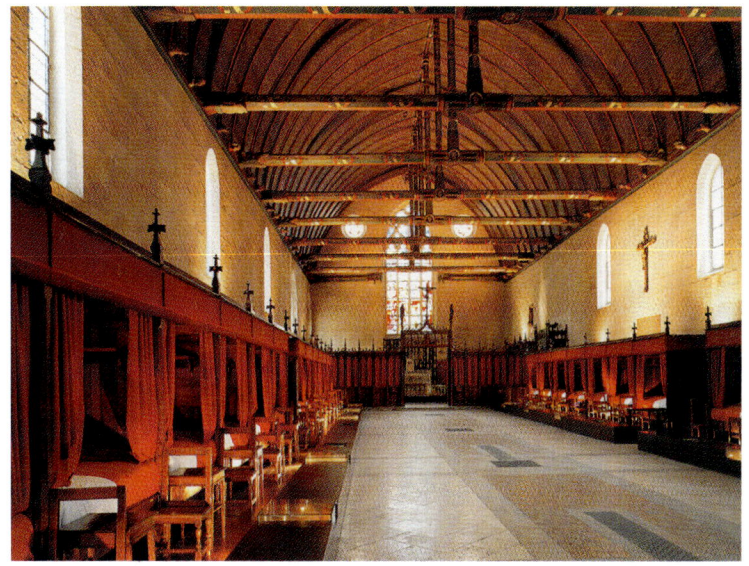

Innenraum eines mittelalterlichen Hospitals.

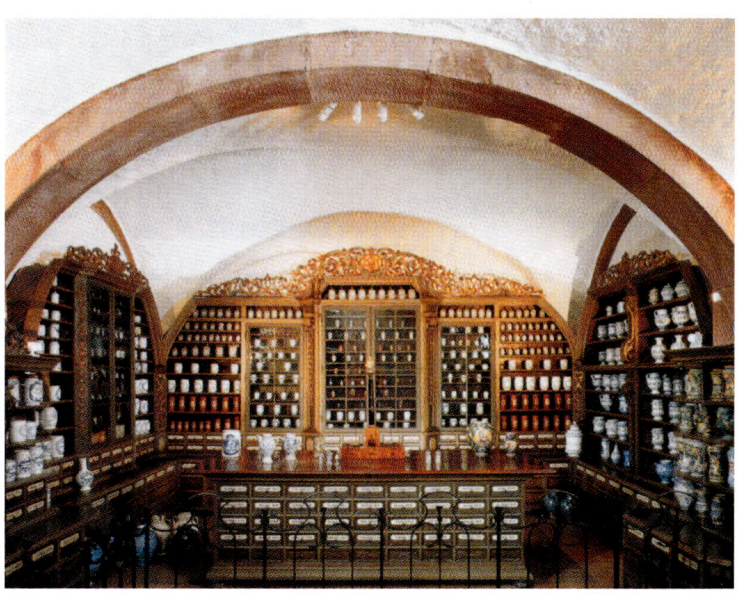

Die Offizin, der Raum der Arzneizubereitung, in der Apotheke des
Ursulinenklosters in Klagenfurt aus dem Jahr 1730.

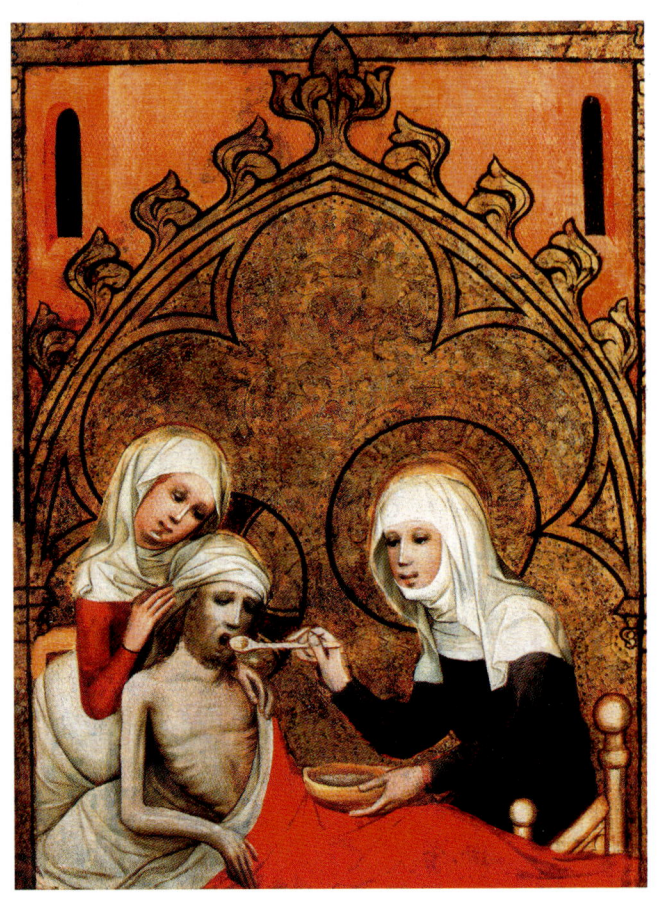

Elisabeth speist einen Kranken, der sich als Christus zu erkennen gibt.

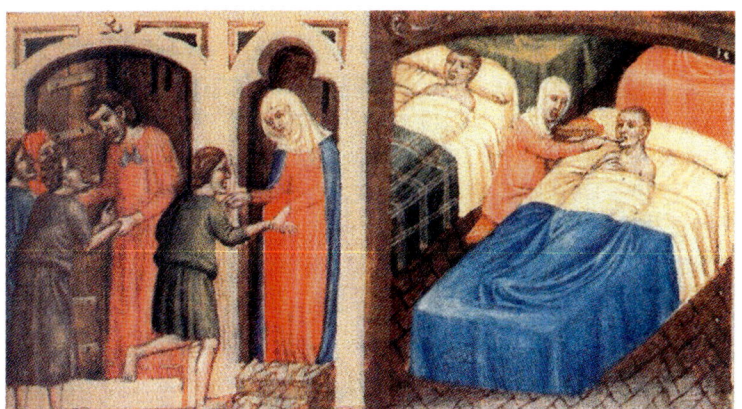

Dieses Bild aus einer mittelalterlichen Handschrift zeigt Aufnahme und Pflege im Hospital.

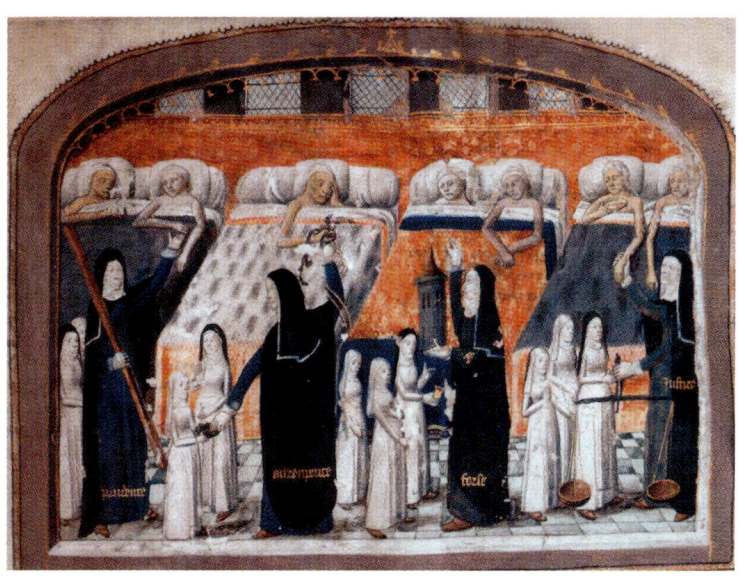

Krankenpflege im Hospital: Die großen Nonnen verkörpern Tugenden.

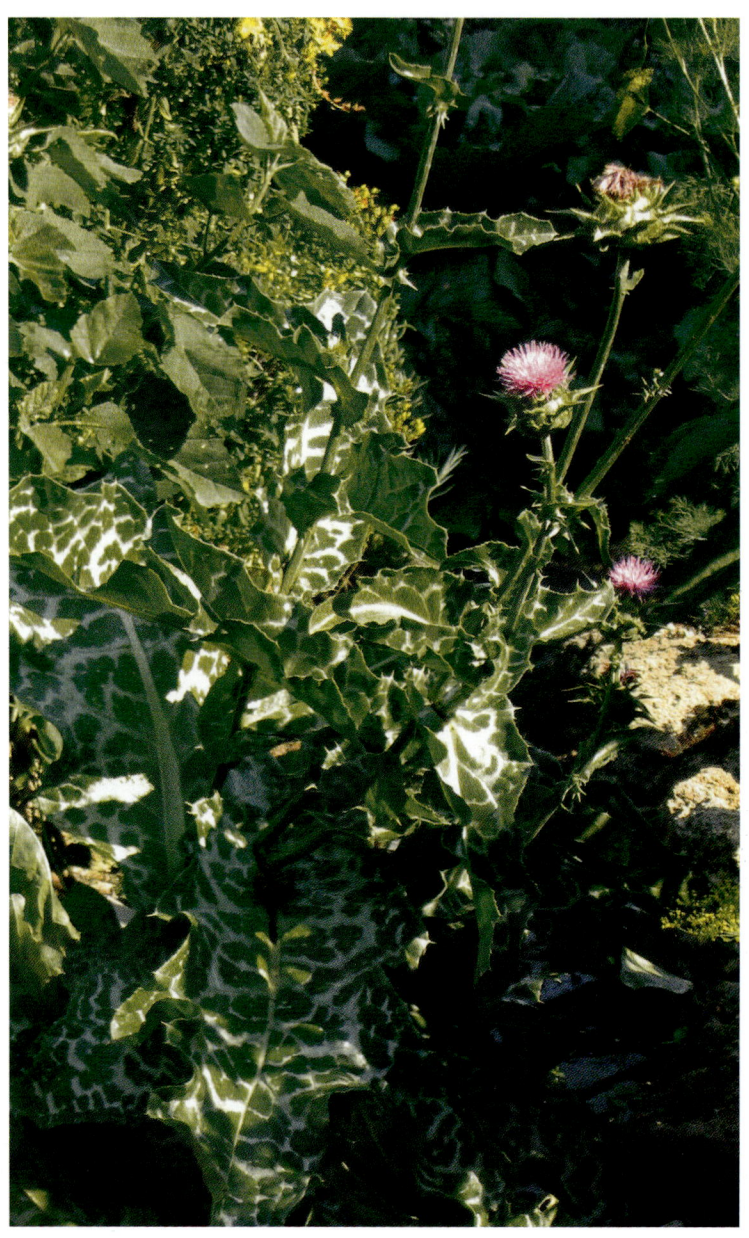

Mariendistel.

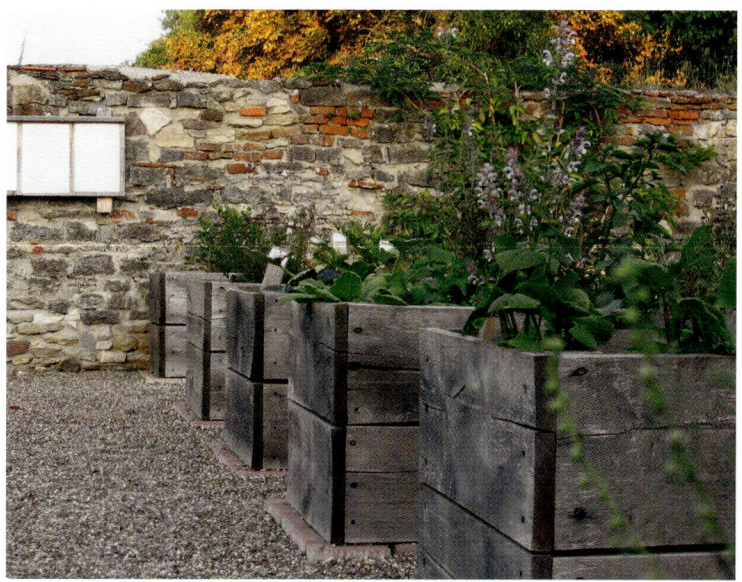

Hochbeete im ehemaligen Benediktinerkloster Obertheres.
Im Vordergrund Muskatellersalbei.

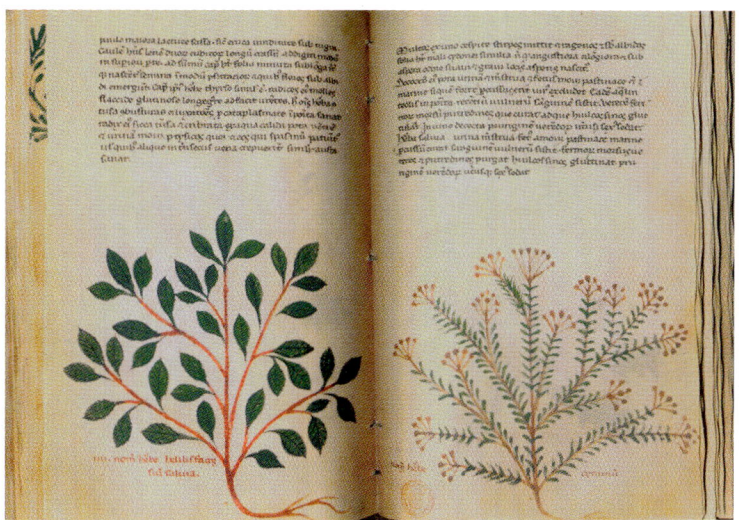

Salbei und Kreuzkümmel in einer Handschrift aus der Zeit Elisabeths.

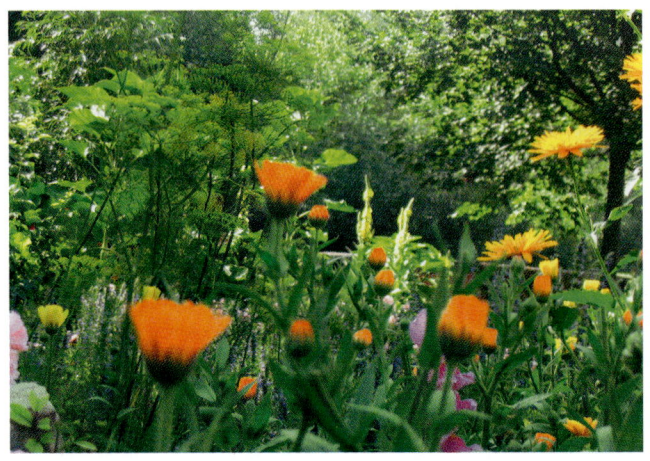

Ringelblumen im Klostergarten der Franziskanerinnen von Oberzell.

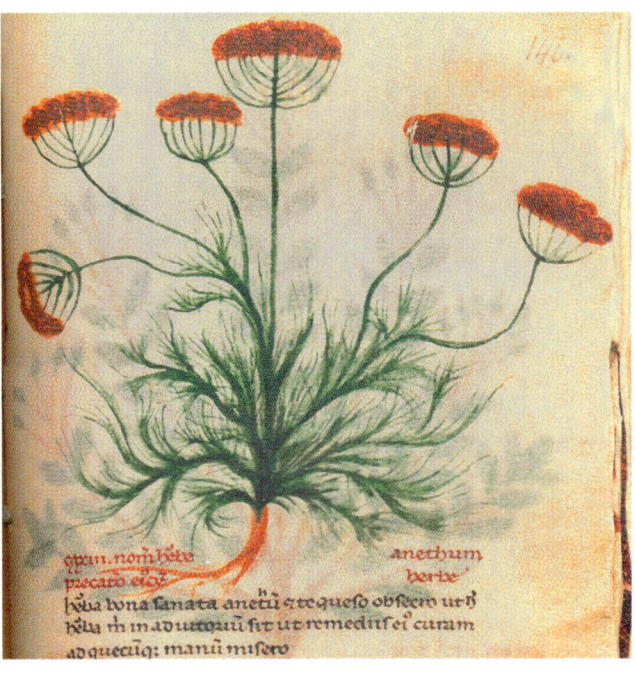

Dill in einer Handschrift aus der Zeit Elisabeths.

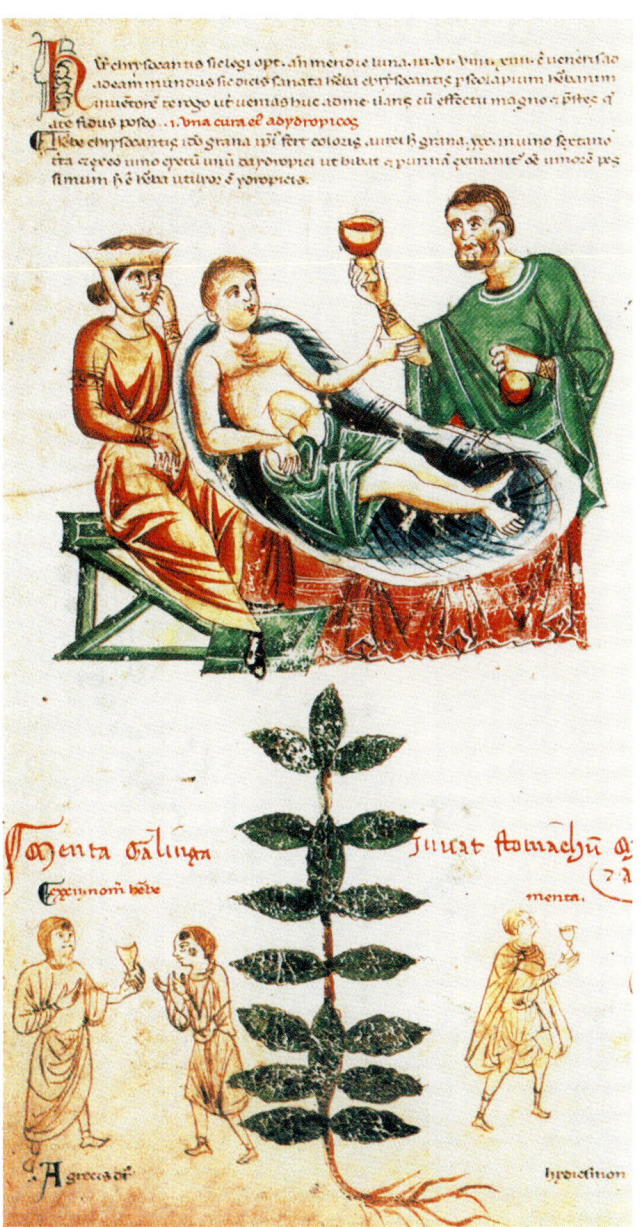

Minze in einem Kräuterbuch des Hochmittelalters.

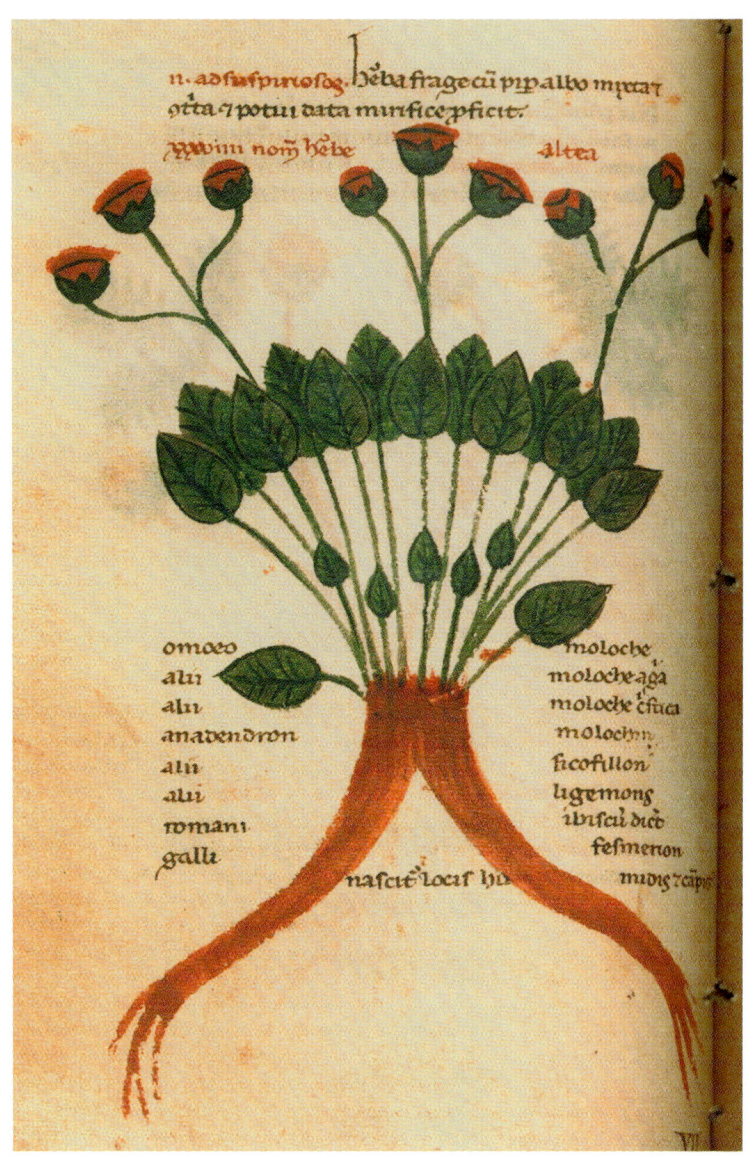

Eibisch in einer Handschrift aus der Zeit Elisabeths.

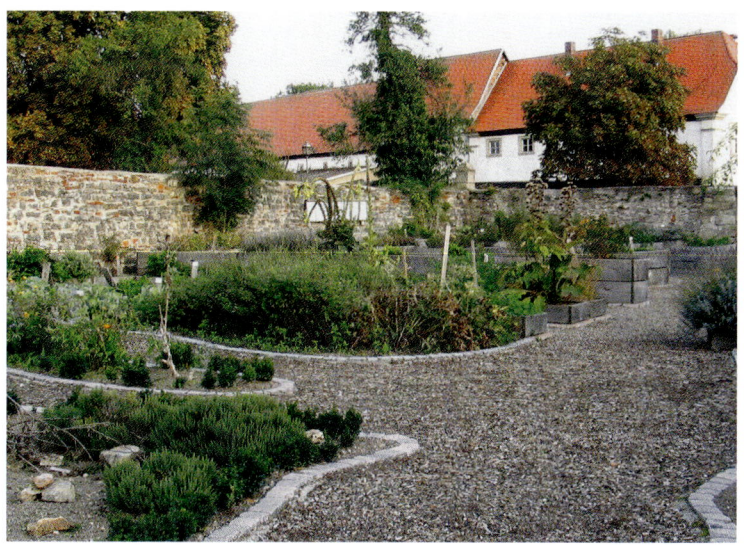

Klostergarten im ehemaligen Benediktinerkloster Obertheres bei Bamberg.

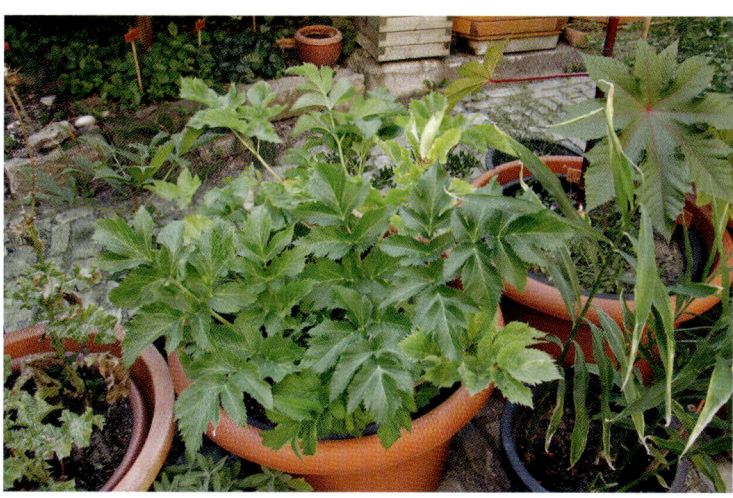

Meisterwurz.

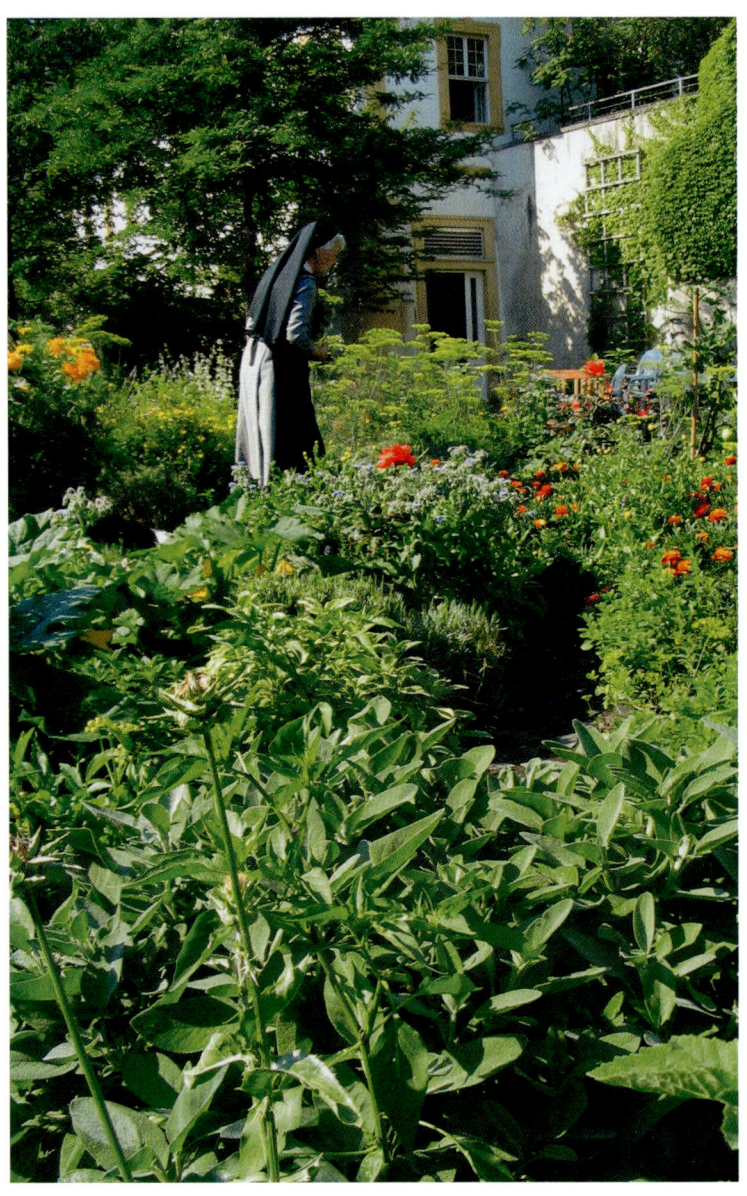

Schwester Leandra im Klostergarten der Franziskanerinnen von Oberzell.

TEMPERAMENTENLEHRE
UND SEXUALITÄT

Die Lehre von den Komplexionen und Temperamenten ist ein ganz wesentlicher Aspekt der Klostermedizin. Unter dem Stichwort Konstitutionslehre wurde sie bis in unsere Zeit in Medizin und Psychologie diskutiert. Sie wurde direkt aus der Viersäftelehre heraus entwickelt, wie das im Kapitel zur salernitanischen Medizin dargestellt wird (siehe Seite 90 f.). Die Tatsache, dass die Menschen sehr verschieden in Größe, Stärke, Temperament und Charakter sind, aber auch in der Anfälligkeit für bestimmte Krankheiten, erklärten sich die Nonnen und Mönche der Klostermedizin mit einer leichten Dominanz in der Säftemischung des Einzelnen. Weil es zum Verständnis des Folgenden von zentraler Bedeutung ist, noch einmal kurz die Grundprinzipien:

Der *Sanguiniker* wird durch eine leichte Dominanz des Blutes (Sanguis) bestimmt: Er ist warm und feucht, im Temperament ausgeglichen und besitzt die gesündeste Konstitution. Der Sanguiniker steht auch für die Jugend.

Der *Choleriker* wird durch die Gelbe Galle (Cholika) bestimmt: Er ist warm und trocken, im Temperament aufbrausend und dominant, neigt zu Bluthochdruck. Der Choleriker steht auch für den erwachsenen Mann.

Der *Melancholiker* wird durch die Schwarze Galle (Melancholika) bestimmt: Er ist kalt und trocken, im Temperament grübelnd, ernst, verschlossen und neigt zu Verstopfung und Depressionen. Der Melancholiker steht auch für das Alter.

Der *Phlegmatiker* wird durch den Schleim (Phlegma) bestimmt: Er ist kalt und feucht, im Temperament zögernd, langsam, zurückhaltend und neigt zu Verstopfung und rheumatischen Erkrankungen. Der phlegmatische Typ steht für den Säugling, das Kleinkind und für die Frau.

Die Komplexionen bzw. Temperamente treten nie in reiner Form auf. Sie sollten jedoch Hinweise für bestimmte Grundkonstitutionen geben und deshalb bei Diagnose, Therapie und in der Beratung für ein gesundes Leben mit einbezogen werden.

Es fällt natürlich sofort auf, dass die Frauen bei diesem Schema zu kurz kommen. Dieser Mangel wurde im 12. Jahrhundert – im Zeitalter der Frauen – erkannt. Die Lücke wurde durch ein faszinierendes Modell der männlichen und weiblichen Komplexionen und Temperamente in stimmiger Weise geschlossen. Das Modell entwickelte Hildegard von Bingen in ihrem ersten medizinischen Werk, den *Causae et curae*.

DIE MÄNNLICHEN UND WEIBLICHEN TEMPERAMENTE BEI HILDEGARD VON BINGEN

Im Gegensatz zu den Ärzten und Ärztinnen aus Salerno behandelt Hildegard Komplexion und Temperament aus der Gesamtsicht von Mann und Frau. Nach ihren Visionen kann der Mensch gar nicht nur als Mann oder nur als Frau verstanden werden. In ihrer dritten visionären Schrift *Das Buch vom göttlichen Wirken* begründet sie dies folgendermaßen: «Der Mensch ist nämlich das vollkommene Wunderwerk Gottes. ... Dem Mann fehlte aber eine Hilfe, die ihm ähnlich war. Daher gab Gott ihm eine Hilfe, die Spiegelgestalt der Frau. In ihr war das gesamte Menschengeschlecht verborgen, das in der Schöpferkraft Gottes hervorgebracht werden sollte, wie er schon den ersten Menschen in der Macht seiner Schöpferkraft vollendet hatte. Mann und Frau sind miteinander so eng verbunden, das einer durch den anderen bedingt ist. Denn der Mann würde ohne die Frau nicht Mann heißen, und die Frau würde ohne den Mann nicht Frau genannt.»

In *Causae et curae* findet sie noch ein anderes Bild von der Beziehung zwischen Mann und Frau: «Nachdem Gott Adam erschaffen hatte, sandte er ihm einen Schlaf, in dem Adam eine große Liebe empfand. Dieser Liebe gab Gott Gestalt, auf diese Weise ist die Frau die Liebe des Mannes. Und nachdem nun die Frau geschaffen war, gab Gott dem Adam die Schöpferkraft, dass er aus seiner Liebe, welche die Frau ist, Kinder erzeugen konnte.» Umgekehrt war die Hoffnung Evas ganz auf den Mann gerichtet und «darum wird eine einzige Liebe sein, und nur so sollte es sein in der Liebe zwischen Mann und Frau und nicht anders».

Weil Hildegard den Menschen nicht als Frau oder Mann betrachten will, beschreibt sie die Temperamente mit einem besonderen Augenmerk auf die Beziehung zum anderen Geschlecht. Der warme, trockene, aufbrausende, dominante Choleriker symbolisiert dabei, wie in der gesamten Tradition auch, den erwachsenen virilen Mann an sich. Im Gegensatz dazu steht der vom feuchten Phlegma bestimmte Mensch. Das Phlegma – von Hildegard manchmal auch «Schaum» genannt – bedeutet bei ihr jedoch nicht das Weibliche schlechthin. Die Phlegmatikerin wird herb genannt, die Sanguinikerin scheint die weiblichere Frau zu sein.

Während der vom Blut bestimmte Sanguiniker als idealer Ausnahmetyp gelten kann, ist der Melancholiker das genaue Gegenteil: Er ist der schwierige Zwischentyp, sowohl bei den Männern als auch bei den Frauen.

Im Gegensatz zu den übrigen Darstellungen

spricht Hildegard nicht von kalten Phlegmatikern und Melancholikern, sondern von lauwarmen Typen. Wahrscheinlich will sie damit ausdrücken, dass die Menschen mit phlegmatischer oder melancholischer Konstitution nicht wirklich kalt sind, sondern nur weniger warm als die Choleriker und Sanguiniker.

DIE MÄNNLICHEN
TEMPERAMENT-TYPEN

Nach Hildegard ist der *Choleriker* klug und wird von anderen gefürchtet, er hat eine starke Zuneigung zu Frauen und bemüht sich, den anderen Männern aus dem Weg zu gehen: «Es gibt einige Männer mit besonderer Manneskraft. Sie haben ein starkes, festes Hirn. Ihre äußeren feinen Blutgefäße, welche die Haut zusammenhalten, sind etwas rötlich gefärbt. Auch ihre Gesichtsfarbe ist etwas rötlich, wie es auf einigen Bildern aussieht, die mit roter Farbe gemalt sind; sie haben feste und kräftige Adern, die heißes wachsfarbenes Blut führen. Um die Brust sind sie gedrungen, und sie haben starke Arme. Sie sind nicht sehr fett, weil die kräftigen Adern, das kräftige Blut und die starken Glieder es nicht zulassen, dass ihr Fleisch sehr viel Fett ansetzt.»

Die cholerischen Männer «lieben die weibliche

Gestalt bei der Vereinigung so sehr, dass sie sich nicht beherrschen können. Ihr Blut ist in großer Leidenschaft entbrannt, wenn sie eine Frau gesehen oder gehört oder sich in ihren Gedanken an sie erinnert haben. Denn ihre Augen sind wie Pfeile auf die Liebe der Frau gerichtet, wenn sie Frauen sehen, ihr Gehör ist wie ein starker Wind, wenn sie sie hören, und ihre Gedanken sind wie ein sehr starker Sturmwind, den man nicht daran hindern kann, über die Erde herzufallen. … Wenn sie Verkehr mit Frauen haben, dann sind sie gesund und froh; wenn sie sie aber entbehren müssen, dann vertrocknen sie in sich und gehen wie Sterbende einher, es sei denn, dass sie infolge ausschweifender Träume oder Gedanken oder aufgrund einer anderen Perversität den Schaum ihres Samens verspritzen.»

Die *Sanguiniker* sind am besten für die Ehe geeignet. Sie können den Frauen ehrenhaft und fruchtbar begegnen, sie können sich aber auch enthalten und die Frauen nur mit schönen Blicken anschauen. Sanguinische Männer brauchen die Frauen zur Charakterentwicklung; wenn sie ohne Frauen leben, bleiben sie glanzlos wie der Tag, der keine Sonne hatte. Ohne Frauen sind diese Männer in schlechter Stimmung, aber im Umgang mit Frauen sind sie heiter.

Hildegard schreibt über die Sanguiniker: «Jene Männer haben ein warmes Gehirn, eine liebliche, aus weiß und rot gemischte Gesichtsfarbe, dicke Adern voll Blut und dickes Blut von richtiger roter Farbe. Sie haben in sich einen Saft, der froh macht; er ist nicht unterdrückt von finsterer Traurigkeit und ist völlig unbehelligt vom finsteren Wesen der Melancholie. Weil sie ein warmes Gehirn und das richtige Blut haben und weil ihre Säfte nicht unterdrückt werden, haben sie ein fettes Fleisch an ihrem Leib.» Die Geschlechtlichkeit der Sanguiniker wird mit dem Wesen des Windes verglichen. Sie können auch enthaltsam leben; sie sind sehr vernünftig und zeigen sehr menschliche Verhaltensweisen.

Die *Melancholiker* werden als schwierig bewertet. Sie können kaum eine echte Liebesbeziehung entwickeln, sind leicht verbittert und neigen zu Habgier und Geiz. Leben sie jedoch enthaltsam, dann neigen sie zu Geisteskrankheiten, entwickeln aber auch einen Hass auf das gesamte weibliche Geschlecht. Wörtlich heißt es in *Causae et curae*: «Sie haben eine düstere Gesichtsfarbe. Ihre Augen haben sogar etwas Feuriges und Vipernartiges. Diese Männer haben harte, starke Adern, die dunkles, dickes Blut führen, grobes, festes Fleisch und grobe Knochen, die nur wenig Mark enthalten. Dieses brennt jedoch so heftig, dass sie im Verkehr mit Frauen unbeherrscht wie Tiere und Schlangen sind. Der Wind in ihren Lenden tritt in dreierlei Formen auf: Er ist feuriger Art, windartig und gemischt mit dem Rauch der Schwarzgalle. Daher haben sie zu niemandem eine richtige Liebe, sondern sind verbittert, habgierig, albern, ausschweifend in ihrer Leidenschaft und ohne Mäßigung im Verkehr mit Frauen wie die Esel.»

Das Phlegma kann nach Hildegard bei den Männern eine homoerotische Ausrichtung bewirken. Die *Phlegmatiker* sind – ganz entgegen unserem heutigen Bild – draufgängerisch und tatkräftig, allerdings entspricht die Tat nicht immer ihrer Absicht. In Gedanken sind sie kühn und munter, aber sie haben keinen Mut und keine Entschlossenheit. Das Äußere der phlegmatischen Männer beschreibt Hildegrad so: «Sie haben große Glotzaugen und eine weibliche Gesichtsfarbe. Ihre Hautfarbe ist nicht frisch, sondern gleichsam verblasst. Ihre Blutgefäße sind weit und weich, enthalten jedoch nicht viel Blut. Ihr Blut ist nicht besonders blutartig, sondern ziemlich schaumig. Sie haben genug Fleisch am Leib; es ist weich wie das Fleisch von Frauen. Ihre Glieder sind kräftig. Solche Männer können beim Beischlaf geliebt werden, weil sie Männern und Frauen beiwohnen können und weil sie treu sind. Sie haben ihren Mitmenschen gegenüber keinen tödlichen Hass, sondern den maßvollen Genuss der ersten Zeugung, aus der Adam und Eva ohne fleischliche Umarmung hervorgingen, während sie jedoch bei dieser und jener Zeugung versagen.»

Ist schon die Darstellung der männlichen Temperament-Typen bei Hildegard sehr ungewöhnlich, so ist die der Frauen ohne jedes Beispiel, also im wahrsten Sinn des Wortes völlig einzigartig.

DIE WEIBLICHEN TEMPERAMENT-TYPEN

Die neue Sichtweise Hildegards auf den Menschen tritt bereits in dem Bild hervor, das Hildegard von der Urmutter zeichnet. Eva wird mit dem Sternenhimmel, dem Äther verglichen: «Die erste Mutter der Menschheit war ähnlich dem Äther geschaffen. Denn wie der Äther alle Sterne in sich trägt, so trug sie selbst, unberührt und unversehrt und ohne einen Schmerz die Menschheit in sich, als ihr gesagt wurde: Wachset und mehret euch!»

Die *Sanguinikerin* wird – wie schon der sanguinische Mann – sehr positiv bewertet: «Manche Frauen haben eine Anlage zur Fettleibigkeit, und sie haben ein weiches, üppiges Fleisch, zarte Blutgefäße und ein gesundes Blut ohne Fäulnis. Weil ihre Blutgefäße zart sind, deshalb haben sie weniger Blut in sich, und ihr Fleisch wächst umso mehr und ist umso mehr vom Blut durchdrungen. Sie haben eine helle Gesichtsfarbe, lieben Zärtlichkeiten, sind liebenswürdig, genau bei künstlerischen Arbeiten und sind von sich aus selbstbeherrscht.» Da die Gebärmutter bei den Sanguinikerinnen gut ausgebildet ist, eignen sie sich zum Gebären, sind aber nicht übermäßig fruchtbar. Sie erkranken leicht, wenn sie ohne einen Mann leben müssen.

Die *Phlegmatikerin* ist nun nicht der weiblichste Typ der Frau, sie wird vielmehr als etwas herb in den Gesichtszügen und von dunklerer Haut beschrieben. Sie ist fleißig, streng und erscheint überraschenderweise als der eher männliche Charakter unter den Frauen: «Es gibt bestimmte andere Frauen, bei denen das Fleisch nicht sehr wächst, weil sie dicke Blutgefäße und ein ziemlich gesundes, helles Blut haben, das jedoch ein wenig Gift enthält, wovon es die helle Farbe bekommt. Ihre Miene ist ernst, ihr Teint etwas dunkel; sie sind fleißig und tüchtig und haben einen ziemlich männlichen Sinn.»

Die Phlegmatikerin ist fruchtbar und empfängt leicht. Sie wirkt sehr anziehend auf Männer, und die Männer lieben sie. Auf Geschlechtsverkehr kann sie verzichten, aber sie braucht Kontakt zum andern Geschlecht, sonst wirkt sie gereizt und wird schließlich fast unerträglich. «Wenn sie aber mit Männern zusammen waren und auf die Verbindung mit ihnen nicht verzichten wollten, werden sie in ihrer Leidenschaft unbeherrscht und maßlos wie die Männer.»

Die *Cholerikerin* zeichnet sich durch eine kluge und wohlwollende Lebensart aus, deshalb wird sie von Männern gern gesehen, aber auch wieder gemieden, da dieser Frauentyp die Männer zwar anzieht, sich aber ungern an sie bindet. Lässt sie sich auf einen Mann ein, bleibt sie treu, beim Geschlechtsverkehr ist sie keusch: «Andere Frauen haben ein zartes Fleisch, aber grobe Knochen, mäßig weite Blutgefäße und ein dickes rotes Blut. Ihre Gesichtsfarbe ist blass. Sie sind klug und gütig, die Menschen bringen ihnen Achtung entgegen, und man fürchtet sie.»

Die *Melancholikerin* fühlt sich dagegen gesünder, kräftiger und fröhlicher, wenn sie keinen Kontakt zu Männern hat. Sie neigt zur Unbeständigkeit und zu übler Laune, in ihren Gedanken ist sie weitschweifig: «Andere Frauen haben mageres Fleisch, dicke Blutgefäße, mäßig starke Knochen und ein Blut, das mehr schleimig als blutig ist. Ihr Teint ist wie mit einer dunkelgrauen Farbe gemischt. Diese Frauen sind windig und ausschweifend in ihren Gedanken und übel gelaunt, wenn sie sich bei einem Verdruss abhärmen. Da sie haltlos und nicht belastbar sind, leiden sie manchmal auch an Schwermut.» Weil die Melancholikerin eine schwache Gebärmutter hat, ist sie meist unfruchtbar. Die Männer mögen sie zunächst nicht.

MENSTRUATION UND
FRUCHTBARKEIT

Die genauen Zusammenhänge von Menstruation und Fruchtbarkeit, den Zyklus der Frau, hat die Medizin erst sehr spät zu verstehen begonnen. Die Menstruation wurde lange Zeit als ein natürlicher Blutreinigungsvorgang betrachtet. Deshalb wurde vor allem den Männern der Aderlass empfohlen. Für die Vorgänge bei der Zeugung gab es im Mittelalter zwei konkurrierende Theorien. Die eine besagte, dass sowohl der Mann als auch die Frau einen Samen hätten und sich diese «Samen» bei der Zeugung vereinigen würden. Nach dieser Theorie hatten Mann und Frau gleiche Anteile an ihren Kindern.

Nach der zweiten Theorie ist der Mensch vollständig im männlichen Samen angelegt, wie die Blume im pflanzlichen Samen. Die Gebärmutter der Frau stellt so nur eine Art Brutkasten dar, in dem der Samen zum Kind heranwächst. Die Verfechter der zweiten Theorie konnten sich auf Aristoteles berufen. Der griechische Philosoph war im Mittelalter die größte Autorität in naturwissenschaftlichen Fragen, weshalb die Theorie der passiven Empfängnis der Frau von der Mehrheit der Ärzte vertreten wurde. Natürlich eignete sich diese Theorie auch besser dazu, den Vorrang des Mannes in Ehe und Gesellschaft zu begründen.

Hildegard schließt sich weitgehend der zweiten Theorie an, nach ihrer Auffassung überträgt die Frau das Blut an ihre Kinder. Die Äbtissin findet treffende Bilder vom Heranwachsen und Altern einer Frau. Wobei es für eine Nonne sehr erstaunlich ist, wie stark der Zusammenhang von Fruchtbarkeit und Lebensstadien hervorgehoben wird. «Die Blutung zur Zeit der Menstruation ist bei der Frau ein Zeichen für ihre Kraft, Leben zu zeugen und zu blühen. Die Frau blüht in ihren Kindern», schreibt Hildegard. Und kurz darauf heißt es: «Wenn in ihrem besten Alter ihre Glieder kräftig geworden sind, hat ihr Blut die Kraft, in den Kindern weiterzublühen. Im reifen und hohen Alter nimmt ihr Blut ab, sodass das Blut die Kraft zum Weiterblühen verliert … Kleine Mädchen haben die hervorströmenden Bächlein der Monatsblutung nicht und können daher auch kein Kind empfangen, weil ihre Organe noch nicht vollständig entwickelt sind. So kann man noch nicht von einem vollständigen Bau sprechen, wo nur das Fundament eines Hauses gelegt wurde und die Mauer noch nicht fertiggestellt wurde. Wenn aber ein Mädchen das zwölfte Lebensjahr erreicht hat, werden nunmehr ihre Glieder bis zum fünfzehnten Lebensjahr gekräftigt.»

Richtig erwachsen ist nach Hildegard eine Frau aber erst mit zwanzig: «Vom fünfzehnten bis zum zwanzigsten Lebensjahr wird der ganze Organismus mit seinen einzelnen Organen fertig – wie ein Haus, das mit seinen Balken und dem Dach bereits fertig ist und in das dann alle möglichen Einrichtungsgegenstände gestellt werden. So kann dann eine Frau, die in ihren Gefäßen und in ihrem ganzen Organismus ausgereift ist, den männlichen Samen aufnehmen, festhalten und erwärmen.» Von Schwangerschaften vor dem 20. Lebensjahr hält Hildegard wenig, die Kinder seien dann oft schwach und kränklich. Dies ist sehr erstaunlich angesichts der Tatsache, dass etwa Elisabeth von Thüringen ihre drei Kinder noch vor Vollendung des 20. Lebensjahres zur Welt brachte oder Hedwig von Schlesien bereits mit dreizehn ihr erstes Kind bekam.

Das Ende der Fruchtbarkeit setzt Hildegard recht spät an: «Vom fünfzigsten oder bei einigen Frauen manchmal vom sechzigsten Lebensjahr an hören die Monatsblutungen auf, und die Gebärmutter beginnt zu schrumpfen und sich zusammenzuziehen, sodass sie keinen Nachwuchs mehr bekommen können.» Dieser Vorgang wird auch als ein Prozess der Austrocknung beschrieben, mit dem entsprechende Komplikationen einhergehen. Auch vor Schwangerschaften im hohen Alter wird gewarnt, weil sich bei den Kindern oft körperliche Fehler einstellen. Als geradezu prophetisch erweist sich der letzte Satz dieser Darstellung in *Causae et curae*: «Vom achtzigsten Lebensjahr aber verliert eine Frau ihre Kräfte und schwindet dahin wie der Tag, der zur Neige geht.» Hildegard starb selbst im 81. Lebensjahr, gut zwanzig Jahre nachdem sie diese Zeilen geschrieben hatte.

THERAPIEN NACH HILDEGARD VON BINGEN

Die Hildegardmedizin, wie sie sich im Lauf des 20. Jahrhunderts entwickelt hat, ist umstritten. Sie versteht die medizinischen Schriften der Äbtissin als offenbarte Wahrheit und negiert auch große Widersprüche zu modernen Erkenntnissen. In manchen Fällen sind die Aussagen der Äbtissin auf jeden Fall erstaunlich und können auch heute noch Hinweise für die Behandlung geben. Im Folgenden sind plausible Ratschläge Hildegards zur Erhaltung der Gesundheit oder für die Therapie leichterer Erkrankungen aufgeführt.

RATSCHLÄGE BEI LEICHTEN ERKRANKUNGEN

SCHLAF UND SCHLAFLOSIGKEIT
Der Schlaf ist für die Gesundheit besonders wichtig. Hier vermehrt sich das «Mark», sagt Hildegard, und

«nachdem das Mark des Schlafenden sich vermehrt und erholt hat und nachdem die Seele den ganzen Organismus des schlafenden Körpers geordnet hat, zieht sie den sanften Wind, den sie aus dem Mark zu Erholung des Menschen ausgesandt hat, wieder an sich, und so wacht der Mensch wieder auf».

Wenn jedoch der Mensch zur Schlafenszeit oft wach liegt oder immer wieder aufwacht, dann erhält das Mark nicht seine volle Kraft zurück und die Glieder erholen sich nicht vollständig. Wacht der Mensch allerdings oft auf und schläft sofort wieder ein, stört das weder das Mark noch die Glieder. Eine bemerkenswerte Erkenntnis der Äbtissin.

Sehr schädlich ist es aber, wenn der Mensch durch Lärm oder plötzliche Berührung unsanft aufwacht. Auch zu viel Schlaf kann nach Hildegard schädlich sein. Diese Aussagen werden durch die moderne Schlafforschung bestätigt.

Bei Schlaflosigkeit aufgrund einer körperlichen Störung empfiehlt Hildegard folgendes Mittel:

REZEPT GEGEN SCHLAFSTÖRUNGEN Im Sommer Fenchelkraut und zweimal so viel Schafgarbenkraut sammeln und kurz in Wasser kochen. Die Kräuter auspressen und solange sie noch warm sind, auf die Schläfen und die Stirn auflegen und mit einem Tuch festbinden.

ALTERNATIVE Frischen Salbei ein wenig mit Wein tränken und auf die Herzgegend und auf den Hals legen. Im Winter, wenn keine frischen Kräuter vorhanden sind, soll man Fenchelfrüchte (Samen) und die Wurzel der Schafgarbe in Wein kochen und wie oben beschrieben auflegen. Der getrocknete Salbei wird gepulvert und mit Wein getränkt und ebenso auf Herz und Hals gelegt und mit einem Tuch festgehalten.

Hildegard erklärt die Wirkung folgendermaßen: Die Wärme des Fenchels lässt uns einschlafen. Die Wärme der Schafgarbe stabilisiert den Schlaf, und die Wärme des Salbeis lässt das Herz langsamer schlagen.

Wenn diese Kräuter durch das heiße Wasser zu ihrer wärmenden Wirkung angeregt wurden, werden sie auf die Schläfen gelegt. Interessant ist folgende Bemerkung: «Das Salbeipulver aber wird deshalb in Wein gelegt, damit aus ihm das Heilmittel hervorgelockt wird.» Tatsächlich lösen sich manche Wirkstoffe erst in Alkohol.

KOPFSCHMERZEN

Kopfschmerzen wurden in der Klostermedizin allgemein mit einem Übermaß an Säften, besonders an Phlegma, im Kopf erklärt. In *Causae et Curae* findet sich folgendes Rezept:

SALBE GEGEN KOPFSCHMERZEN Die frischen Kräuter von Salbei, Majoran und Fenchel zu gleichen Teilen und Andorn etwas mehr als alle zusammen (zum Beispiel 5 Gramm Salbei, 5 Gramm Majoran, 5 Gramm Fenchel und 18 Gramm Andornkraut) gleichmäßig miteinander zu Saft verreiben und mit Butter zu einer Salbe verrühren. Mit der Salbe den ganzen vorderen Kopfbereich einreiben.

Gegen Kopfweh wird auch Rosenwasser empfohlen, das auf Scheitel, Stirn und Schläfen eingerieben wird. Das tut sicher gut!

SCHNUPFEN

Wie die mittelalterliche Medizin und Hildegard von Bingen den Schnupfen erklären, wurde bereits dargestellt. Hier noch eine Empfehlung bei sehr starkem Schnupfen:

REZEPT GEGEN SCHNUPFEN Fenchelfrüchte (Samen) und viermal so viel Dillfrüchte (Samen) vermischen. Einen Dachziegel (oder eine andere Steinplatte) erhitzen und die Früchte darauflegen und immer wieder wenden, bis sie zu rauchen beginnen. Dann den Rauch mit dem Duft in die Nase einziehen, schließlich die erwärmten Fenchel- und Dillfrüchte zusammen mit

Brot essen. Dies soll über drei bis fünf Tage hinweg wiederholt werden, «bis sich der Ausfluss in Kopf und Nase umso leichter löst und die ausfließenden Säfte umso leichter ausgeschieden werden können».

Hildegard versucht sogar eine Erklärung für die Wirkung der Kräuter zu geben. Sie schreibt in *Causae et curae*: «Denn die Wärme und die Feuchtigkeit des Fenchels sammelt die Säfte, die nicht auf die rechte Weise verströmt und verteilt sind, und zieht sie zusammen, und die trockene Kälte des Dills trocknet sie aus.»

VERSTOPFUNG

Verstopfungen werden auf einen Mangel an Wärme zurückgeführt, deshalb galten die wärmenden Gewürze als geeignete Gegenmittel.

REZEPT FÜR EIN ABFÜHRENDES GETRÄNK Ingwer, halb so viel Süßholz und ein Drittel so viel Zitwer (zum Beispiel 50 Gramm Ingwer, 25 Gramm Süßholz, etwa 17 Gramm Zitwerwurzel) zu Pulver reiben und vermischen. Dann genauso viel Zucker dazugeben, wie die Pulvermenge wiegt (etwa 92 Gramm). Dazu wird löffelweise feinstes Weizenmehl und etwas Flüssigkeit gegeben und das Ganze zu einer ganz dünnen Teigmasse verarbeitet. Hildegard nahm als Flüssigkeit Wolfsmilchsaft, davon ist heute abzuraten. Die Teigmasse wird in vier Teile geteilt und an der Sonne getrocknet, wobei die Kraft der Sonne nicht zu stark sein soll, ideal wäre die Frühlingssonne (März bis Mai). Bei Bedarf soll erst einmal ein Viertel der Masse als Getränk aufbereitet werden, d.h. sie wird in erwärmtes Wasser oder in Wein eingerührt und auf nüchternen Magen getrunken.

Wiederum gibt Hildegard eine Erklärung zur Wirkung des Mittels: «Die Wärme des Ingwers und die Kälte (!) des Zitwers sammeln die Säfte, die Wärme und Feuchtigkeit des Zuckers hält sie zusammen und feuchtet sie an, die Wärme und Stärke des Weizenmehls bewahrt sie davor, nicht ordnungsgemäß auszufließen, der Wolfsmilchsaft aber zieht die Säfte durch seine Kälte auf eine sanfte, angemessene Weise heraus, wenn alles so gemischt wurde, wie oben angegeben.» Anschließend weist Hildegard noch darauf hin, dass die Wolfsmilch allein keine positive Wirkung haben würde.

RATSCHLÄGE FÜR
EINE GESUNDE ERNÄHRUNG

Die Erhaltung der Gesundheit war eines der wichtigsten Themen der Klostermedizin. Eine Richtschnur für ein gesundes Leben bildete die Mönchsregel des Heiligen Benedikt, die man auch als ein Gesundheitsprogramm lesen kann. Ansonsten lag das Hauptaugenmerk auf der richtigen Ernährung, wobei es nicht nur um die Speisen selbst ging, sondern auch um die Beachtung der Tages- und Jahreszeiten.

RICHTIGER ZEITPUNKT
DER MAHLZEITEN

Gesunden Menschen empfiehlt Hildegard bis gegen Mittag auf ein Frühstück zu verzichten, dies unterstütze eine gute Verdauung. Für kränkliche, schwache oder entkräftete Patienten sei es aber besser, wenn sie morgens frühstücken, damit sie zu Kräften kommen. Die letzte Mahlzeit vor der Nacht sollte zeitig eingenommen werden, damit noch ein Spaziergang möglich ist, bevor man sich schlafen legt. Auch dies wird von Hildegard begründet: Der Mensch soll nicht gleich nach dem Essen schlafen, damit die Bestandteile der Speisen, Hildegard spricht von Duft, Geschmack und Saft, nicht in falsche Körperregionen gelangten.

Wenn man nach einer Phase des Nüchternseins (z.B. am Morgen) mit der Mahlzeit beginnt, dann sollte die erste Speise warm sein, meint Hildegard, damit der Magen erwärmt wird, kalte Speisen machen dagegen den Magen kalt und träge. Wenn der Magen richtig erwärmt ist, dann kann auch Kaltes ohne Probleme gegessen werden. So sollte man keine Früchte und alles, was kühl ist und viel Feuchtigkeit besitzt, für die erste Speise wählen.

SPEISEN UND GETRÄNKE
IM WINTER

Im Winter bzw. bei kalter Witterung empfiehlt Hildegard, in einem Raum zu essen, der weder überhitzt noch zu kalt ist. Ebenso sollten die Speisen die richtige Temperatur besitzen und nicht zu kalt oder zu heiß sein. Laut Hildegard ist es besser, wenn die Wärme (des Ofens) von hinten kommt, als wenn sie von vorne kommt und ins Gesicht steigt.

Im Winter ist es außerdem nicht so schlimm, wenn man viel isst. Gerade bei trauriger Stimmung (z.B. bei Winterdepression) sei es günstiger, etwas mehr zu essen, das hebt die Stimmung. Dagegen sei es ungünstig, bei sehr freudiger Stimmung viel zu essen. Im Winterhalbjahr empfiehlt Hildegard, vor allem Bier oder Wein zu trinken, im Sommer mehr Wasser.

SPEISEN UND GETRÄNKE
IM SOMMER

Wenn der Körper schon sehr aufgeheizt ist, sollen keine sehr kalten Speisen genossen werden, das löst leicht rheumatische Beschwerden oder Gicht aus, denn es bildet sich auf diese Weise das Phlegma (Schleim). Im Sommer soll man auch nicht viel Nahrung auf einmal zu sich nehmen. Dafür soll im Sommer mehr getrunken werden als im Winter.

GETREIDE UND BROT

«Der *Weizen* ist warm und eine vollkommene Frucht ohne Mangel. Und wenn man ein rechtes Mehl aus Weizen macht, dann ist das aus diesem Mehl gebackene Brot gut für Gesunde und Kranke. Und es bereitet gutes Fleisch und rechtes Blut im Menschen.» Wenn man aber den Grieß (wohl die gröberen Stoffe) herausnimmt und aus dem Dunst (feinen Staub) Brot backt, dann ist dieses Brot kraftloser und schwächer – so entstünde mehr Schleim im Menschen als beim rechten Weizenmehl. Völlig korrekt warnt Hildegard vor der Nutzung von ganzen Körnern, die kann der Mensch nämlich nicht verdauen. Deshalb muss Weizenkorn – das Gleiche gilt für alle anderen Körner – gemahlen werden.

Der *Roggen* ist warm, aber nicht so warm wie der

Weizen. Roggenbrot ist sehr gesund für gesunde Menschen und für Menschen mit fettem Fleisch. Nur Menschen mit sehr schwacher Verdauung sollten kein Roggenbrot essen.

Hafer ist warm. Hildegard nennt ihn «eine beglückende und gesunde Speise für gesunde Menschen». Er bereitet «einen frohen Sinn und einen reinen und klaren Verstand, macht eine gute Farbe und gesundes Fleisch». Auch für leicht kränkelnde Personen empfiehlt Hildegard den Hafer als Mehl und Brot. Sie überliefert auch folgendes Rezept:

HAFERBAD GEGEN GICHT Den ganzen Körper mit Wasser waschen, in dem Hafer gekocht wurde (Hafertee) und dazu ein Dampfbad mit dem Haferwasser bereiten, indem man das Haferwasser auf erhitzte Steine gießt.

Die *Gerste* bezeichnet Hildegard als schwach. Aber bei sehr schwacher Konstitution empfiehlt sie folgendes Rezept als Brotersatz:

GERSTENTRUNK Gerste und Hafer zu gleichen Teilen zusammen mit etwas Fenchelsamen kochen (Fenchelsamen direkt vorher in einem Mörser anstoßen). Nach dem Kochen abseihen und die Brühe anstelle von Brot trinken.

Das Gerstenwasser kann man auch für ein Stärkungsbad nutzen oder um harter, rauer, schuppiger Haut Feuchtigkeit zuzuführen:

STÄRKUNGSBAD Gerste stark in Wasser kochen und darin ein Vollbad nehmen.

GERSTENWASSER FÜR TROCKENE HAUT Gerste in Wasser abkochen und abseihen. Die betroffene Haut (auch für das Gesicht) vorsichtig mit dem abgekochten Wasser waschen.

Dinkel ist laut Hildegard, «das beste Getreide», «milder als alle anderen Getreidearten». Er macht rechtes Fleisch und gutes Blut und frohen Sinn und Freude im Gemüt. Deshalb empfiehlt sie folgendes Grundrezept:

DINKELSPEISE FÜR KRANKE Dinkelkörner in Wasser weich kochen und Eidotter hinzugeben. Dies soll innerlich wie eine Salbe heilen.

MINERALIEN UND TIERPRODUKTE

Honig gilt als sehr warm, wird aber sonst von Hildegard seltsamerweise negativ bewertet. Dies steht im Gegensatz zu allen übrigen Werken der Klostermedizin.

Im Mittelalter wurde die *Milch* von Kühen, Schafen

und Ziegen genutzt. Hildegard meint, dass Milch im Winter besser sei als im Sommer. Vermutlich weil sie – ohne Kühlschrank – schnell verdirbt. Zur besseren Bekömmlichkeit der Milch gibt Hildegard folgenden erstaunlichen Rat: Es sollen getrocknete Brennnesseln in die Milch eingelegt werden.

Kuhmilch und ihre Produkte gelangten nur in Klöstern und an großen Adelshöfen des Öfteren auf den Speiseplan. Sonst wurde die Milch zur Aufzucht der wenigen Kälber benötigt. Das Rind war Arbeitstier und Fleischlieferant, die Milchproduktion stand dagegen zurück. In den Gesundheitsratgebern des Mittelalters wurde sowieso der Schafmilch der Vorzug gegeben.

Hildegard hält die Kuhbutter für besser und gesünder als Schaf- und Ziegenbutter. Sie kann geschwächten und abgemagerten Menschen wieder aufhelfen und soll auch bei Husten heilsam sein. Auch für den normalen, gesunden Menschen ist Butter gut geeignet. Wer aber «fettes Fleisch am Körper hat, esse mäßig, damit nicht sein krankes Fleisch noch dicker werde», rät Hildegard nachvollziehbar.

Salz war in früheren Zeiten sehr wichtig und deshalb sehr teuer. Man benötigte es vor allem zum Konservieren von Nahrungsmitteln. Laut Hildegard ist es sehr warm und etwas feucht.

Ungesalzene Speisen machen den Menschen innerlich kraftlos, mäßig gesalzene Speisen stärken ihn. Zu stark gesalzene Speisen zehren aber aus und schaden dem Menschen. Denn dann dörre das Salz die guten Säfte im Menschen aus. Das ideale Maß liegt dann vor, so Hildegard, wenn die Speisen würzig sind, ohne dass man das Salz herausschmeckt. Diese Anweisungen erscheinen heute nicht überraschend, sind aber sehr sinnvoll.

Die Eier der Hühner hält Hildegard für mehr kühlend als wärmend. Sie sollen aber nur mäßig gegessen werden. Sie schaden bei schwacher Verdauung «wie ungekochtes Mehl», und sie bereiten Schleim und deshalb Fäulnis im Menschen. Für gesunde Menschen sind Eier in Maßen gegessen eine gute Nahrung, wobei weiche Eier besser sind als harte, denn die können leicht Magenschmerzen bereiten. Das Eidotter ist heilsamer als das Eiweiß, meint Hildegard weiter. Tatsächlich gibt es zwischen Eigelb und Eiweiß einen sehr großen Unterschied. Das Eigelb besteht zwar zu über 30 Prozent aus Fett, es enthält aber auch alle positiven Stoffe des Eies, wie die wichtigen Omega-3-Fettsäuren, Lezithin, Biotin und Vitamin E.

WEITERE MASSNAHMEN

Größere Klöster hatten nicht nur ein Infirmarium, wo die Kranken und Schwachen lagen, sondern auch ein Behandlungszimmer oder sogar ein Arzthaus, wie der St. Galler Klosterplan zeigt (siehe Tafelteil Seite 6). Dieses Haus war vor allem für Bäder und für den Aderlass vorgesehen.

ADERLASS
UND MENSTRUATION

Nach der Vorstellung der Klostermedizin sind alle Körpersäfte im Blut vertreten und werden über das Blut zu den betreffenden Organen transportiert, deshalb kann ein Überfluss der Säfte durch Aderlass verhindert oder ein bestehendes Ungleichgewicht korrigiert werden. Aus diesem Grund war der Aderlass bis in die Neuzeit ein sehr häufig angewandtes Therapiemittel. Hildegard von Bingen begründet den Aderlass mit folgender Ausführung: «Wenn die Gefäße des Menschen voll Blut sind, müssen sie durch einen Einschnitt vom schädlichen Schleim und Verdauungssaft gereinigt werden.» Schädlicher Schleim heißt hier überflüssiges Phlegma, und mit Verdauungssäften sind die Gelbe und Schwarze Galle gemeint.

Bei einem kräftigen, gesunden Menschen soll nur

so viel Blut abgenommen werden, wie man mit einem kräftigen Zug trinken kann. Bei einem schwachen, kränklichen Menschen nur so viel, wie in ein Hühnerei passen würde. Ein übermäßiger Aderlass schwäche den Körper, aber «ein richtig bemessener Aderlass beseitigt schädliche Stoffe und heilt den Körper», sagt Hildegard wörtlich. Tatsächlich ist der Aderlass die beste Art das Blut zu reinigen, denn dadurch wird der Organismus angeregt, neues Blut zu bilden: Blutspenden ist also nicht nur nach Hildegard gesund.

Der Aderlass wurde natürlich besonders für Männer empfohlen, denn die Frauen hatten ja durch die Monatsblutung gewissermaßen einen regelmäßigen Aderlass. Hildegard bezeichnet die Menstruation als lebensnotwendige Reinigung: Würde die Frau durch «die Menstruation nicht von schädlichen Flüssigkeiten und Fäulnis gereinigt werden, würde sie am ganzen Körper anschwellen und aufgedunsen werden und nicht am Leben bleiben können».

TEIL III

DIE HEILKRÄUTER DER KLOSTERFRAUEN

HEILKRÄUTER
DER KLOSTERFRAUEN

In diesem kleinen Kräuterbuch sind die wichtigsten Heilpflanzen der Klosterfrauen in alphabetischer Reihenfolge nach ihren deutschen Namen aufgeführt. Die botanische Bezeichnung ist jeweils mit angegeben. Die Pflanzen wurden vor allem nach ihrer Bedeutung in den beiden medizinischen Schriften der Hildegard von Bingen, *Physica* und *Causae et curae*, ausgewählt. Eine weitere wichtige Quelle stellt das Kräutergedicht *De viribus herbarum* (Über die Kräfte der Kräuter) dar, das bereits um 1200 auch in deutscher Sprache vorlag und in seiner lateinischen oder volkssprachlichen Fassung beinahe in jeder Klosterbibliothek vorhanden war. Es ist auch unter dem Namen *Macer floridus* bekannt und liegt als *Kräuterbuch der Klostermedizin* in einer modernen deutschen Ausgabe vor.

ALOE *Aloe vera*

Die Aloe gehört zu den Liliengewächsen und kommt eigentlich aus Südafrika und Madagaskar. Sie war aber schon im alten Ägypten eine bekannte Heilpflanze. Im Mittelalter scheint sie in ganz Europa ein allseits vertrautes Arzneimittel gewesen zu sein. Medizinisch wird der eingedickte und eingetrocknete Zellsaft der Aloeblätter genutzt. Begehrt waren die Aloe-hepatica-Sorten, die bis heute durch ein besonders mildes Trocknungsverfahren hergestellt werden. Der Name kommt von der leberartigen Farbe, die die Aloestücke annehmen.

Sowohl historisch als auch gegenwärtig werden verschiedene Aloe-Arten verwendet, wobei heute vor allem *Aloe barbadensis* Mill. genutzt wird.

In den Klöstern des hohen Mittelalters galt Aloe als wärmend und trocknend. Sie wurde als Abführmittel bei Verstopfung und zur inneren Reinigung empfohlen, wobei auch positive Effekte für die Leber erwähnt werden: «Die Leber-Aloe reinigt den Magen (und

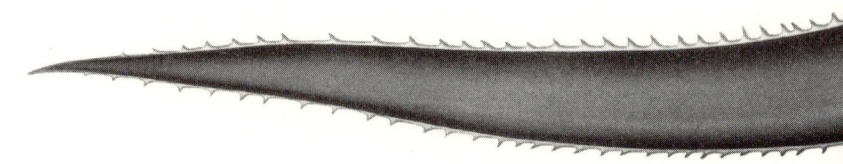

Darm) vom kalten Schleim, sowie das Haupt und die Gelenke (Rheuma), indem sie sanft den bösen Körpersaft nach unten durch den Bauch ausführt; weiterhin reinigt sie die Gelbsüchtigen und hilft der Leber auf.» So das *Kräuterbuch der Klostermedizin*, das an anderer Stelle die sanft abführende Wirkung noch einmal betont. Die moderne Medizin stimmt dem nicht zu. Der Aloe-Extrakt gilt als das stärkste Abführmittel der Kräuterheilkunde. Man muss dies wahrscheinlich vor dem Hintergrund der sonstigen damals üblichen Abführmittel betrachten, die im Vergleich zur Aloe wohl wesentlich drastischer wirkten.

Der zweite wichtige Anwendungsbereich war und ist die Wundbehandlung. Insbesondere bei Verbrennungen und kleinen Wunden hat sich Aloe-Gel bewährt. In der *Physica* der Hildegard befinden sich zwei Kapitel zur Aloe. Das kürzere steht ziemlich am Ende des ersten Buches und nennt die Wundbehandlung und die Wirkung auf die Leber. Die Leber kommt wahrscheinlich von dem leberartigen Aussehen der getrockneten Aloe ins Spiel (*Aloe hepatica*). Demnach ist dies eine Indikation aus der Signaturenlehre: Die Pflanze zeigt ihre Wirkung durch Form, Farbe oder bestimmtes Wachstumsverhalten an.

In dem zweiten, längeren Kapitel zur Aloe beschreibt Hildegard, abgesehen von einem Hinweis auf die Gelbsucht, ganz andere Anwendungen für die Aloe. Hier stehen Erkältungskrankheiten im Vordergrund: Konkret werden Fieber, Schüttelfrost und Husten angeführt. Vermutlich ging Hildegard davon aus, dass ein Mittel, das den Verdauungstrakt reinigen kann, auch bei der Befreiung der Atemwege hilfreich ist. Gegen Husten empfiehlt sie einen Brustumschlag mit Aloe.

BEI SCHÜTTELFROST Eine Mischung aus frischem Andornkraut, Aloesaft, Süßholz und etwas Lorbeer in Wein kochen und abseihen. Die Abkochung mit Honig gesüßt trinken.

Heute wird Aloe bei Verstopfungen als Pulver oder Trockenextrakt verwendet. Die Tagesdosis beträgt 50 bis 200 Milligramm Pulver. Zur äußeren Anwendung, vor allem bei Verbrennungen, hat sich Aloe-Gel bewährt. Salben mit Aloe sind in Apotheken und Drogerien erhältlich. Am besten wirkt das Aloe-Gel aber, wenn man das Gel frisch aus den Blättern der Pflanze herauslaufen lässt und sofort auf die entsprechenden Hautpartien aufträgt. Eine Aloe-Pflanze im Haus kann also eine sinnvolle Ergänzung der Hausapotheke sein.

ANDORN *Marrubium vulgare L.*

Der Andorn, ein Lippenblütler, zählt zu den bedeutendsten Heilpflanzen des Mittelalters. Er kam aus dem Mittelmeergebiet über die Alpen. Inzwischen ist er wieder eine Seltenheit geworden, deshalb sollte er nicht wild gesammelt werden.

Andorn galt als stark wärmend und trocknend. Seine Hauptwirkstoffe offenbaren sich jedem, der ihn probiert: Es sind die Bitterstoffe. Darauf spielt schon der lateinische Name an – «marrubium» heißt bitter. Daneben besitzt Andorn aber auch die mild wirksamen Lamiaceen-Gerbstoffe, die die Lippenblütler auszeichnen.

Schon seit der Antike wurde die Pflanze bei Katarrhen der Atemwege, von Husten bis hin zu Asthma, und bei Beschwerden der Verdauungsorgane eingesetzt. Bei Hildegard finden sich drei interessante Rezepte mit Andorn, die auch heute noch helfen können.

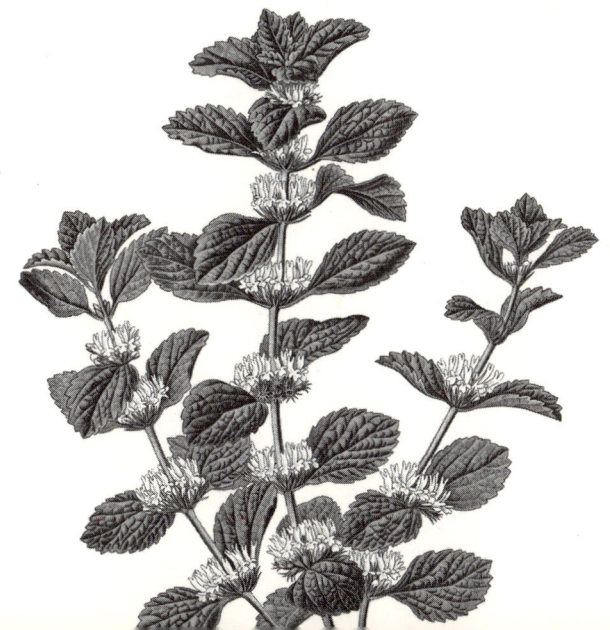

TEEZUBEREITUNG BEI HALSSCHMERZEN 1 Teelöffel Andornkraut mit 1 Tasse kochendem Wasser übergießen, 5 Minuten ziehen lassen und abseihen. Zum Andorntee 2 Tassen Wein geben, aufkochen lassen und trinken. Dazu am besten etwas Honig auflösen.

BEI HUSTEN Fenchel- und Dillkraut gleich viel und ein Drittel Andorn mischen und in Wein kochen, abseihen und trinken. Dosierungsbeispiel: 10 Gramm Fenchelkraut, 10 Gramm Dillkraut, 3 Gramm Andorn.

BEI VERDAUUNGSPROBLEMEN UND LEIBSCHMERZEN
1 Teelöffel Andorn mit Honig in einem Viertelliter Wein kochen, abkühlen lassen und trinken.

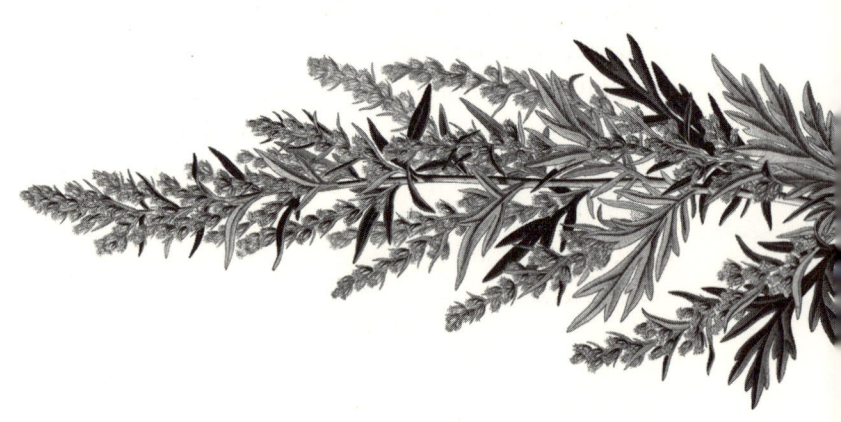

BEIFUSS *Artemisia vulgaris L.*

Der Beifuß aus der riesigen Familie der Korbblütler (Asteraceen) gehört heute nur noch zu den Küchengewürzen. Im 11. und 12. Jahrhundert, zu den Zeiten von Trota und Hildegard, zählte er jedoch zu den ganz großen Arzneipflanzen. Er wurde als sehr wärmend und trocknend bezeichnet und galt manchen sogar als «Mutter aller Kräuter» (*Kräuterbuch der Klostermedizin*). Ein Grund für die Bezeichnung liegt in der Empfehlung des Krautes bei Frauenleiden.

Hildegard erwähnt keine gynäkologischen Anwendungen, sondern beschränkt den Beifuß auf Verdauungsprobleme. Beifuß nehme alle «Fäulnis» im Menschen, die er sich durch Speisen zugezogen habe. Er soll mit Fleisch und Fett zusammen gekocht werden. Die Hauptwirkstoffe der Pflanze, Bitterstoffe und ätherisches Öl, die vor allem in den Sprossenspitzen zu finden sind, werden auch heute genutzt, um die Verdauung von fetten Speisen zu verbessern.

Die Erfahrungsmedizin empfiehlt Beifuß auch bei Übelkeit, starkem Mundgeruch und Durchfall. Somit hat sich seit Hildegard von Bingen nicht viel geändert. Leider sind allergische Reaktionen gegen Korbblütler sehr weit verbreitet.

BEINWELL *Symphytum officinale L.*

Der Beinwell gehört zu den Raublattgewächsen (Boraginaceen), in der Heilkunde kommt es aber weniger auf die großen Blätter an, verwendet wird vorwiegend die Wurzel. Sie enthält sehr viel Schleim, bis zu 50 Prozent, und reichlich Gerbstoffe. Ihre Wirkstoffe regen die Durchblutung an und beschleunigen das Zellwachstum.

Dass der Beinwell eine besondere Arzneipflanze ist, gibt bereits der Name zu erkennen, denn diese Pflanze wurde immer nach ihrer medizinischen Anwendung benannt. Bei den griechischen Ärzten hieß der Beinwell *Symphyton*, von *symphyo* («ich wachse zusammen»). Die latinisierte Form ist *Symphytum*, so lautet auch der botanische Name.

Hildegard und andere lateinische Autoren nennen die Pflanze «Consolida», das heißt «Festigung» (konsolidieren). Auch die deutschen Namen «Beinwell» und «Wallwurz» haben dieselbe Bedeutung wie die griechischen und lateinischen Bezeichnungen. Beide Namen gehen auf das Verb «wallen» zurück, was wiederum «zusammenwachsen» heißt. Den Namen entsprechend wurde die Beinwellwurzel bei den verschiedensten Arten von Verletzungen eingesetzt. Von der inneren Anwendung rät Hildegard allerdings dringend ab.

Heute verwendet man vor allem Beinwellsalbe zur

Behandlung von stumpfen Verletzungen wie Quet-
schungen, Prellungen, Zerrungen, Verstauchungen,
Sehnen- und Muskelentzündungen. Auch bei Muskel-
kater und Blutergüssen liegen gute Erfahrungen aus
den letzten Jahren vor. Auf offene Wunden sollte Beinwellsalbe nicht aufgetragen werden.

BENEDIKTENKRAUT *Cnicus benedictus* L.

Das Benediktenkraut ist ein stacheliger, aber dennoch
attraktiver Korbblüter und stammt aus dem Mittelmeergebiet. Verwendet werden die oberirdischen
Teile der Pflanze, das gesamte Kraut. Seine Bitterstoffe,
Flavonoide und das ätherische Öl fördern die Spei-
chel- und Magensaftsekretion. Wie alle bitterstoffhal-

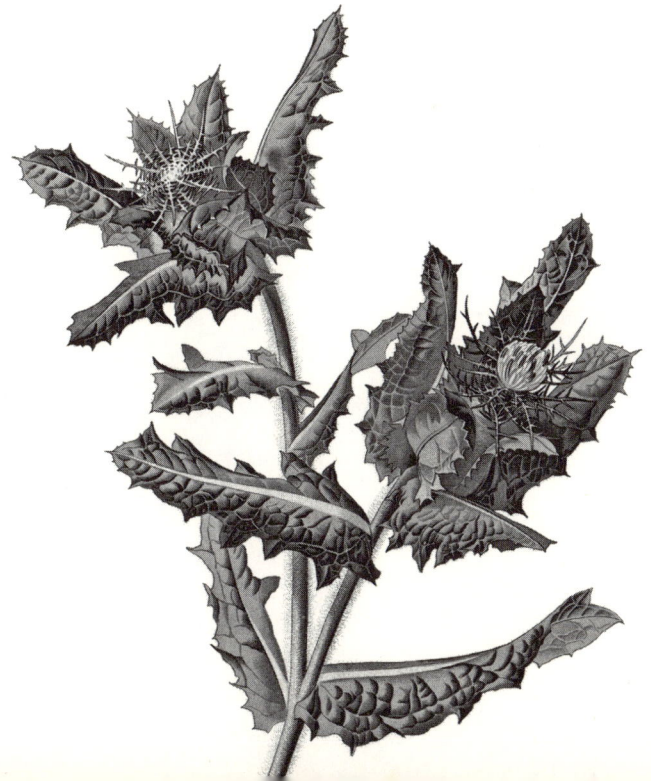

tigen Pflanzen wurde das Benediktenkraut als wärmend und trocknend eingestuft.

Auch bei dieser distelartigen Pflanze verspricht schon der Name heilung: Benedikt, das assoziiert Segen und erinnert an den heiligen Benedikt von Nursia, den Gründer des Benediktinerordens, dem ja auch Hildegard angehörte. Hildegard empfiehlt den Tee von Benediktenkraut als Stärkungsmittel für den ganzen Körper.

In der modernen Phytotherapie (Pflanzenheilkunde) ist der Einsatz bei Appetitlosigkeit und Verdauungsbeschwerden wie Völlegefühl und Blähungen anerkannt. Leider sind allergische Reaktionen gegen Korbblütler sehr weit verbreitet.

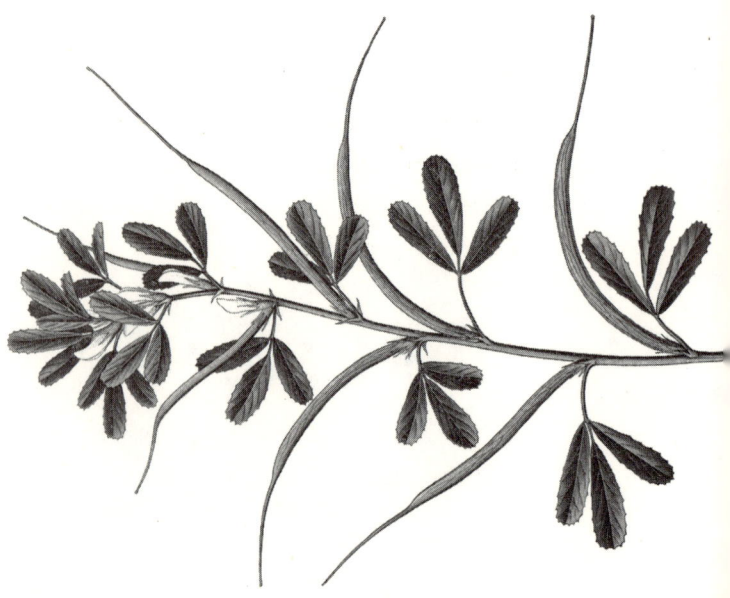

BOCKSHORNKLEE

Trigonella feonum-graecum L.

Bockshornklee ist ein Schmetterlingsblütler (Fabaceen), dessen Heimat von Zentralasien bis zum Mittelmeergebiet reicht. Er gehört zu den Kräutern der Curry-Gewürzmischung. In der Antike und im Mittelalter war das «Griechische Heu», wie die Pflanze auch genannt wurde, ein sehr beliebtes Arzneimittel. Man nutzte meist die zu Mehl verarbeiteten Samen.

Während die meisten Autoritäten Bockshornkleesamen als wärmend betrachteten, die auch etwas Feuchtigkeit enthalten, beschreibt ihn Hildegard als kühlend und empfiehlt ihn bei Fieber und Schweißausbrüchen. Sonst wurde er für eine gute Verdauung eingenommen und äußerlich bei Abszessen, Kopfschuppen und Hämorrhoiden eingesetzt.

Die Samen des Bockshornklees enthalten viel Schleimstoffe, außerdem ätherisches Öl, fette Öle, Saponine und Bitterstoffe. Sie fördern den Stoffwechsel und wirken zusammenziehend. Die moderne Pflanzenheilkunde nutzt die Samen bei Appetitlosigkeit und als Breiumschlag bei Hautentzündungen, z. B. bei Ekzemen und Furunkeln.

BOHNENKRAUT *Satureja hortensis L.*

Noch mehr als der Bockshornklee ist das Bohnenkraut als Gewürz bekannt. Es galt als wärmend und
trocknend. In Salerno wurde Satureja als Mittel zur
Reinigung der Atemwege gelobt, während Hildegard
Bohnenkraut in einer Mischung gegen rheumatische
Beschwerden und Gicht einsetzt: Bohnenkraut, Salbei
und etwas Kümmel werden pulverisiert, mit Honig
vermischt und eingenommen.

BRENNNESSEL
Urtica dioica und Urtica urens L.

Die große und die kleine Brennnessel gehören zur
kleinen Familie der Nesselgewächse (Urticaceen). In
der Regel sind sie wenig geliebte Zaungäste, doch die
Heilkunde schätzte sie zu allen Zeiten nicht nur als
Arzneimittel. Den Brennnesseln wurden die Primärqualitäten wärmend und trocknend zugeschrieben.

Hildegard empfiehlt, die jungen Pflanzen im frischen Zustand zu kochen und als Beilage zu den
Mahlzeiten zu reichen, weil die Pflanze «den Magen
reinigt und den Schleim aus ihm wegnimmt». In der
Klostermedizin wurden die Brennnesselarten auch
gegen Katarrhe, chronischen Husten, Koliken, Blähungen, Gelbsucht und alle rheumatischen Leiden einschließlich Podagra eingesetzt. Man schrieb ihm nicht

nur wärmende und trocknende Kräfte zu, sondern auch eine reinigende Wirkung. Nicht zuletzt galt der Samen aber auch als ein Aphrodisiakum. Die Samen der Brennnessel wurden dazu mit Wein getrunken. Oder man zerrieb die Pflanze, vermischte den Brei mit Honig und Pfeffer und trank die Mischung in Wein. Nachdem für die Brennnesselblätter und die Wurzel eine Wirkung auf die Harnwege und bei Prostatabeschwerden nachgewiesen werden konnte, ist auch die lustanregende Wirkung nicht unwahrscheinlich.

Brennnesselkraut wird in der modernen Phytotherapie bei Harnwegsinfekten und bei rheumatischen Beschwerden eingesetzt. Zur Durchspülung der Harnwege wird ein Tee empfohlen:

BRENNNESSELTEE 1 bis 2 Teelöffel Brennnesselblätter mit 1 Tasse kochendem Wasser übergießen, 10 Minuten ziehen lassen und abseihen. Vormittags, mittags und abends je eine Tasse zusammen mit einem Glas Wasser trinken.

DILL *Anethum graveolens* L.
Der Dill gehört zu den Doldenblütlern (Apiaceen) und spielt heute fast nur noch als Salatgewürz eine Rolle. Antike und Mittelalter hielten Kraut und Blätter jedoch für nützliche Arzneimittel.

Hildegard schreibt Widersprüchliches über das zarte Kraut. Es soll mäßig wärmen und trocknen, aber den Menschen traurig machen und roh unverträglich sein, heißt es im Kapitel zum Dill in der *Physica*. Auf der anderen Seite setzt sie ihn immer wieder in Kräutermischungen ein – meist zusammen mit Fenchel. Entsprechende Rezepte finden sich sowohl in der *Physica* als auch in *Causae et curae*.

In den anderen Schriften der Klostermedizin wird Dill gegen Aufstoßen, Brechreiz, Blähungen und Bauchschmerzen empfohlen. Außerdem galt Dill als Mittel gegen Kopfschmerz und zur Beruhigung.

Nach heutigem Kenntnisstand hilft das ätherische Öl der Dillfrüchte (auch Dillsamen genannt) bei Darmkrämpfen, Bauchschmerzen und Koliken. Kümmelfrüchte sollen in diesen Fällen aber wirksamer sein.

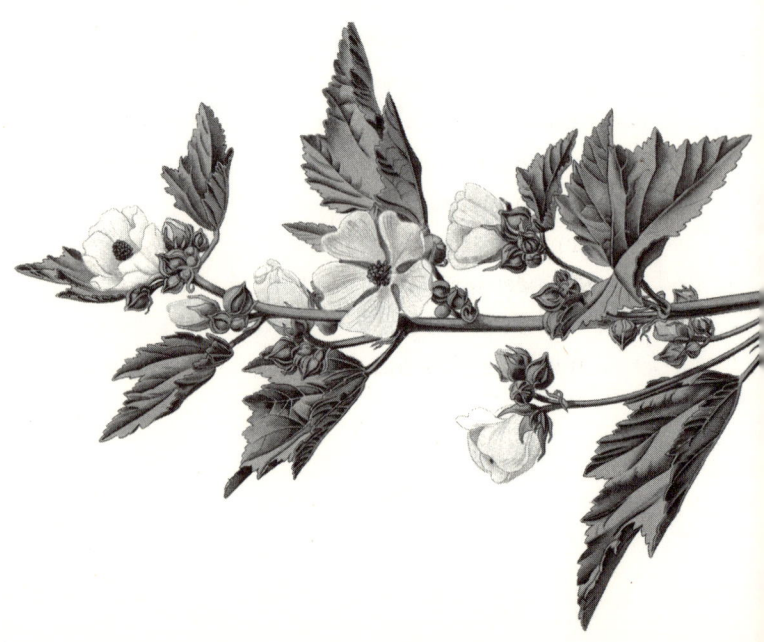

EIBISCH *Althea officinalis* L.

Der Eibisch gehört zu den Malvengewächsen (Malvaceen) und ist eigentlich kein Kraut, sondern eine Staude, die bei uns nur noch selten wild zu finden ist. In der Heilkunde werden Blüten, Blätter, vor allem aber die Wurzel verwendet. Die wichtigsten Inhaltsstoffe sind die Schleimstoffe. Sie schützen die Schleimhäute im Mund- und Rachenraum sowie die des Magens. Die Schleimstoffe wurden in der Klostermedizin als kalt bzw. kühlend definiert, deshalb wird Eibisch meist zur «Kühlung» eingesetzt. So empfiehlt ihn Hildegard von Bingen bei Fieber, wobei die zerstoßenen Blätter mit Essig getrunken werden sollen. Auch bei Schmerzen werden meist kühlende Mittel verwendet. Deshalb nennt Hildegard auch den Kopfschmerz als eine Indikation. Dazu sollen Eibischblätter und etwas Salbeiblätter zerstoßen und mit Olivenöl vermischt werden. Leicht angewärmt wird dies mit einem Tuch auf die Stirn gelegt.

Auch gegen Durchfall wurden «kühlende» Mittel wie der Eibisch eingesetzt, denn als Ursache wurde in der Klostermedizin eine «Überhitzung» des Verdauungsprozesses angenommen.

Bei Prellungen oder gegen Hämorrhoiden wurden die Blüten in Met gekocht oder zerrieben, mit Wein vermischt und als Umschlag aufgelegt.

In der modernen Pflanzenheilkunde wird Eibisch

bei Schleimhautreizungen im Mund- und Rachenraum und trockenem Husten sowie bei leichten Entzündungen der Magenschleimhaut eingesetzt. Die
Schleimstoffe schützen die Schleimhaut und dämpfen
so auch den Hustenreiz. Diese reizdämpfende Wirkung gehörte in der Klostermedizin zur «kühlenden»
Wirkung.

Bei Husten, Schleimhautreizung in Mund- und
Rachenraum und Magen kann ein Tee helfen:

EIBISCHTEE Auf 1 Teelöffel zerkleinerte Eibisch-
wurzel kaltes Wasser geben und 1 bis 2 Stunden unter
gelegentlichem Umrühren ziehen lassen. Abseihen,
leicht erwärmen und langsam, schluckweise trinken.
Dies drei- bis viermal täglich wiederholen.

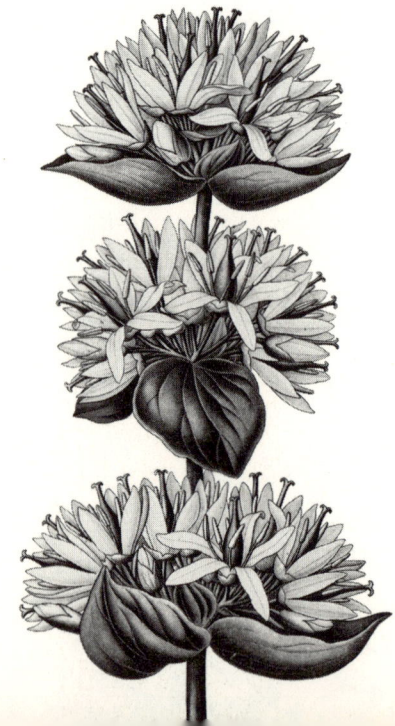

ENZIAN *Gentiana lutea L.*

Die Enziane bilden eine eigene Familie, die Enziangewächse (Gentianaceen). In der Heilkunde wird meist der stattliche Gelbe Enzian verwendet. Die wildwachsenden Pflanzen stehen unter Schutz, also bitte stehen lassen.

Die Enzianwurzel zählte bereits bei den Ärzten der Antike zu den stärksten Bittermitteln. In der Klostermedizin wurde die Wurzel als sehr wärmend und trocknend bezeichnet. Sie galt als heilsam für Atemwege, Leber und Magen.

Hildegard von Bingen gibt bei Magenerkrankungen – sie spricht von «Fieber im Magen» – den Rat, gepulverte Enzianwurzel in erhitztem Wein zu trinken. Dieser Trank soll nach Hildegard auch das Herz stärken. Noch heute gelten die Bitterstoffe der Enzianwurzel als Magenmittel, das den Fluss von Speichel und Magensaft erhöht und den Darm anregt, aber keine Magenreizung erzeugt. Enzianwurzel kann als Tee zubereitet werden. Allerdings ist der Tee sehr bitter.

EINZIANTEE Ein knapper halber Teelöffel getrocknete Enzianwurzel mit 1 Tasse siedendem Wasser übergießen, 10 bis 15 Minuten ziehen lassen und abseihen.

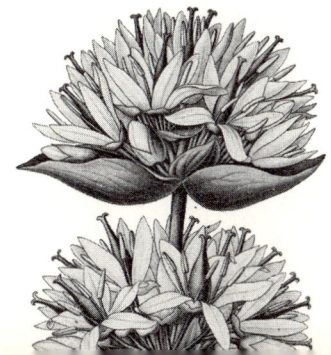

FENCHEL *Foeniculum vulgare* L.

Der Fenchel, ein Doldenblütler (Apiaceen) aus dem Mittelmeergebiet, gehört zu den wirklichen Klassikern der Kräuterheilkunde. In der Klostermedizin galt er als gemäßigt wärmend und trocknend. Schon damals wurde er bei Erkrankungen der Atemwege und bei Verdauungsproblemen eingesetzt.

Fenchel gehört zu den Lieblingspflanzen der heiligen Hildegard. Im Gegensatz zu den meisten Kräuterbüchern verwendet sie nicht nur die Früchte, die sie Samen nennt, sondern auch die Knolle. Die Knolle regelmäßig als Salat oder Gemüse gegessen mache den Menschen fröhlich und vermittle eine angenehme Wärme, schreibt die Äbtissin. Früchte und Knolle vermindern den Schleim und die «Fäulnis» im Körper, wirken auf diese Weise gegen schlechten Mundgeruch und sorgen für besseres Sehvermögen.

Für einen kranken (verschleimten) Magen überliefert sie folgendes Rezept: Man nehme Fenchelfrüchte, etwas mehr Brennnesselsamen und Liebstöckelfrüchte in der doppelten Menge, dies mische man mit etwas Brot und esse es oft.

Fenchelfrüchte sollen nach Hildegard vor allem dann hilfreich sein, wenn jemand aufgrund von gebratenem Fleisch oder gebratenem Fisch an Magenschmerzen leidet.

Besonders wichtig ist das ätherische Öl der Fenchelfrüchte, es wirkt tatsächlich schleimlösend und unterstützt die Magen- und Darmtätigkeit. In der Erfahrungsmedizin wird Fenchel zudem zur Förderung der Muttermilch in der Stillzeit und bei Sehstörungen eingesetzt. Bei Katarrhen eignet sich der Fenchelhonig besonders gut. Er ist als Fertigmittel erhältlich.

FENCHELTEE Bei der Zubereitung ist zu beachten, dass die Früchte direkt vor der Verwendung im Mörser zerdrückt werden, damit das Öl freigesetzt wird. 1 Teelöffel zerdrückte Fenchelfrüchte mit 1 Tasse kochendem Wasser übergießen, abgedeckt 10 Minuten ziehen lassen und abseihen.

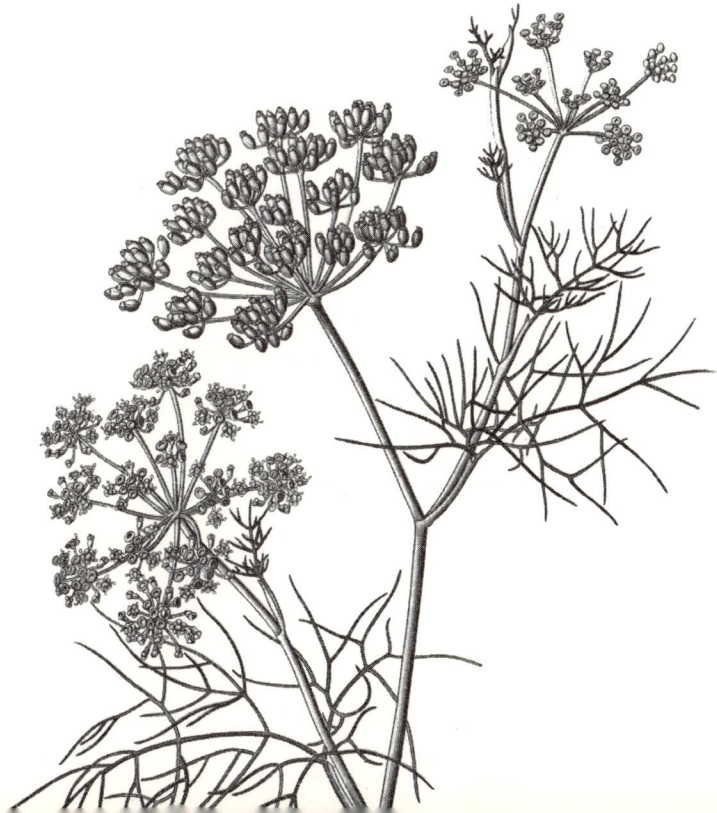

FLOHKRAUT oder SANDWEGERICH
Plantago psillium L.

Der Flohsamen wird von verschiedenen Wegerich-Arten (Plantaginaceen) genommen. Er gehört zu den Mitteln, deren Wirkung in der Klostermedizin als kühlend und befeuchtend bezeichnet wurde. Folglich setzten ihn die Frauen auch gegen Fieber und Durchfall ein. Bei Fieber empfiehlt Hildegard den Flohsamen in Wein zu kochen und dann den Wein zu trinken.

Flohsamen besitzen Schleimstoffe (Polysaccharide), die im Darm stark aufquellen. Diese Quellstoffe binden Gifte und Abfallstoffe an sich und leiten sie aus, daneben wird das Darmmilieu saniert. Flohsamen werden heute bei Verstopfung eingesetzt, Flohsamenschalen bei Durchfall und Reizdarm.

GALGANT
Alpinia officinarum (L.) Hance

Galgant gehört zu den Ingwergewächsen (Zingiberaceen) und stammt aus dem südostarabischen Raum. Spätestens seit dem 9. Jahrhundert war er auch in der Klostermedizin bekannt. Wie die meisten Gewürze wurde er als stark erwärmend und trocknend eingestuft.

Hildegard schätzte die Gewürzpflanze besonders. In *Causae et curae* heißt es, Galgant beseitige die schäd-

lichen Säfte in den Eingeweiden und den Schleim in
Nase und Rachen. Interessant ist ein Rezept, das in
der *Physica* im Kapitel zum Ingwer steht: «Man nehme
Ingwerpulver und zweimal so viel Galgantpulver und
halb so viel Zitwerpulver. Nach dem Essen nehme
man von dem Pulver in Wein oder auch bevor man
sich schlafen legt. Wenn man dies oft tut, wird es dem
Magen besser gehn.»

Galgant enthält Scharfstoffe (Gingerole) und ätherisches Öl mit großem Anteil an Cineol. Cineol ist

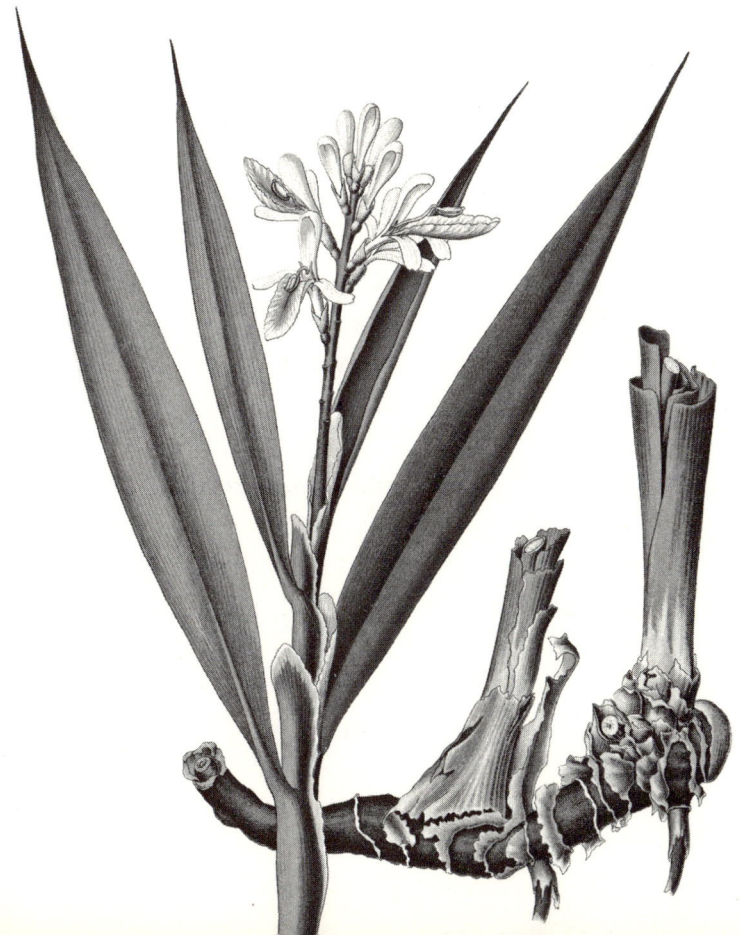

tatsächlich schleimlösend. Die Scharfstoffe und das ätherische Öl regen die Durchblutung von Magen und Darm an und helfen so bei Verdauungsschwäche und Kältegefühl. Geschmacklich ist Galgant etwas schärfer als der nah verwandte Ingwer.

INGWER

Zingiber officinalis Rosc.

Der Ingwer ist die namensgebende Pflanze der Ingwergewächse (Zingiberaceen) und wird seit dem Altertum in Indien sowie in China und Malaysia angebaut. Im Gegensatz zu den übrigen Wurzelgewürzen aus Asien wird Ingwer nicht als wärmend und trocknend, sondern als stark wärmend und befeuchtend eingestuft. Dies hängt damit zusammen, dass die Wurzel leicht faulig wird. Diesen Umstand schrieb man der Feuchtigkeit zu.

Hildegard warnt zwar gesunde, fette Menschen vor dem Genuss, lobt ihn aber als Stärkungsmittel für geschwächte, vor allem in Suppen gegessen. Sie empfiehlt Ingwer außerdem bei trägem Magen und Darm und gibt das oben unter Galgant stehende Rezept mit Ingwer, Galgant und Zitwerwurzel an.

Wie beim Galgant sind auch beim Ingwer die wichtigsten Wirkstoffe die Scharfstoffe (Gingerol und Shogol) und das ätherische Öl.

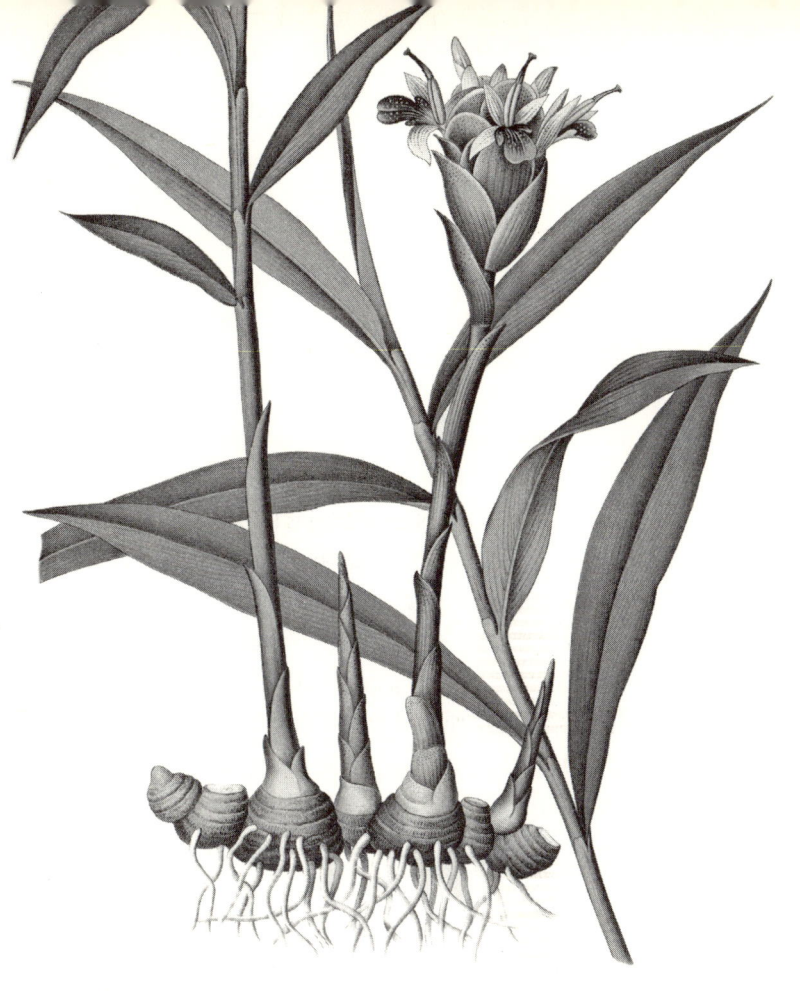

BEI ÜBELKEIT (AUCH REISEÜBELKEIT) Ein Stück Ingwer-
knolle schälen, klein schneiden und ganz langsam
kauen. Allerdings ist der Ingwer recht scharf. Bei
leichter Übelkeit können auch Ingwerstäbchen helfen.

KÖNIGSKERZE oder WOLLBLUME

Verbascum densiflorum Berthol.

Die Königskerze oder Wollblume ist ein Vertreter der Rachenblütler (Scrophulariaceen) und ist seit langem in Mitteleuropa heimisch. In der Heilkunde werden die Blüten verwendet.

Bei der Beschreibung der Hauptwirkungen gibt es in den Quellen der Klostermedizin Widersprüche. Während Hildegard die Primärqualitäten «warm und trocken und etwas kalt» anführt, wird die Pflanze in den Schriften aus Salerno als kühlend und trocknend eingeschätzt. Trotzdem bringt die Äbtissin mit dem Einsatz bei Erkrankungen der Atemwege eine Indikation, die auch heute noch Gültigkeit besitzt.

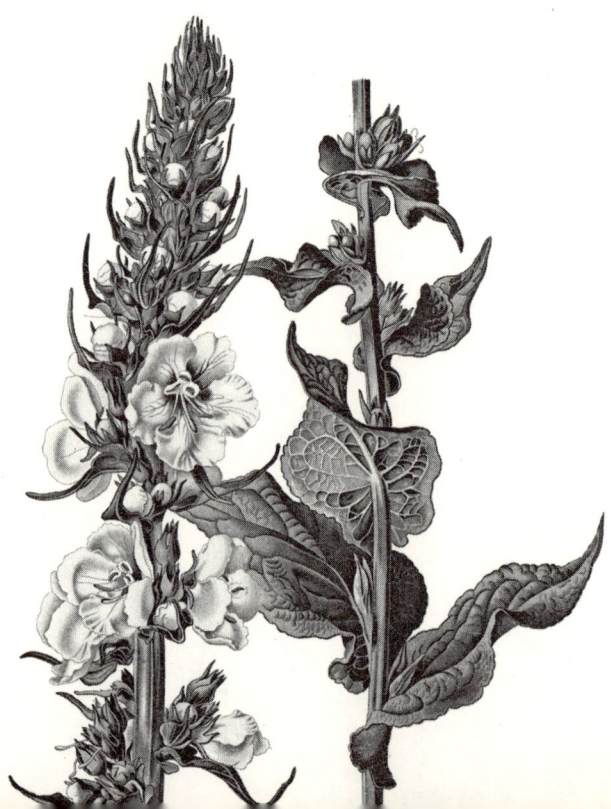

GEGEN HEISERKEIT UND BRUSTBESCHWERDEN Die Blüten der Königskerze und Fenchel im gleichen Gewicht (z.B. je 1 Esslöffel) in gutem Wein kochen und nach dem Abseihen den Sud trinken. So wird man seine verlorene Stimme wiedererlangen, meint Hildegard.

Die Blüten der Königskerze enthalten Schleimstoffe und Saponine. Die Schleimstoffe bewirken eine Reizlinderung bei entzündeten Schleimhäuten in Mund- und Rachenraum. Die Saponine lösen den Schleim und erleichtern so das Abhusten. Deshalb werden auch heute die Blüten der Königskerze bei Katarrhen der Atemwege eingesetzt.

Die Ärzte und Frauen von Salerno setzten die Königskerze bei Hämorrhoiden und Durchfall ein, da die Königskerze unter ihnen als «kühlendes» Mittel galt. Diese Anwendung ist auch für die Erfahrungsmedizin weiterhin belegt.

Die Blüten der Königskerze geben einem Erkältungstee einen angenehmen Geschmack und werden deshalb gern in entsprechende Teemischungen gegeben.

ERKÄLTUNGSTEE 1 Esslöffel Königskerzenblüten mit 1 Tasse kochendem Wasser übergießen und den Sud 10 bis 15 Minuten ziehen lassen.

KÜMMEL   *Carum carvi* L.

Der Kümmel ist ein Doldenblütler (Apiaceen), der immer noch wild in Mitteleuropa gefunden werden kann. Mit Kümmel im engeren Sinn sind die Früchte der Pflanze gemeint.

Hildegard beschreibt die Früchte als mäßig wärmend und trocknend, von den salernitanischen Autoritäten wird er als stark wärmend und trocknend eingeschätzt. Es wird empfohlen, die im Mörser ge-

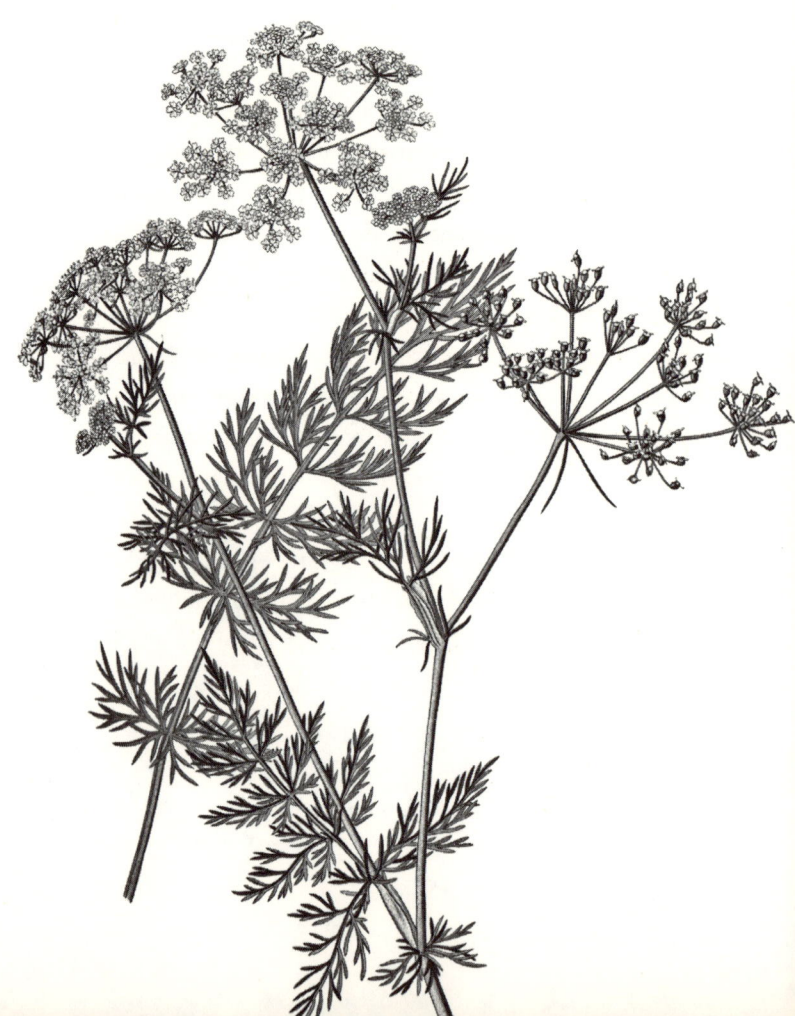

stoßenen Kümmelfrüchte in Speisen zu reichen, dies stärke die Verdauungskraft und löse Blähungen auf. Ferner heißt es im *Circa instans* aus Salerno: «In Soßen angesetzt, regt er die Esslust an.» Auf jeden Fall sichere Kümmel eine gute Verdauung.

Dieser Meinung war auch Hildegard von Bingen, die Kümmel besonders bei gekochtem oder gebratenem Käse als Beigabe nahelegt, damit der Mensch von dem Verzehr des Käses keine Schmerzen erleide.

Bei diesen Aussagen stimmt die Klostermedizin vollkommen mit der modernen Kräuterheilkunde überein. Sie bestimmte das ätherische Öl, das vor allem aus Carvon besteht, als den wichtigsten Wirkstoff. Das Öl regt die Sekretion des Magensaftes an und wirkt krampflösend auf Magen und Darm. Kümmel gilt als das stärkste pflanzliche Mittel bei Blähungen, aber auch bei Völlegefühl und leichten Krämpfen im Magen-Darm-Bereich wird er empfohlen. Für einen Tasse Tee zerdrückt man 1 bis 2 Teelöffel Kümmelfrüchte, übergießt sie mit kochendem Wasser und läßt den Sud 10 Minuten abgedeckt ziehen. Wie der Fenchel soll auch Kümmel die Bildung der Muttermilch fördern.

KÜRBIS *Cucurbita lagenaria* L.

Die Kürbissamen, die heute bei Blasenleiden und Prostatabeschwerden erfolgreich eingesetzt werden, stammen von speziellen Züchtungen aus dem Gartenkürbis (*Cucurbita pepo* L.), der erst nach der Entdeckung Amerikas nach Europa kam. Die Klosterfrauen des Hochmittelalters konnten ihn also noch nicht kennen. Trotzdem gehörte Kürbis damals zum festen Bestandteil sowohl der gesunden Ernährung als auch der Arzneimittel. Verwendet wurde jedoch der Flaschenkürbis (*Cucurbita lagenaria* L.).

Kürbis wird in den mittelalterlichen Arznei- und Rezeptbüchern meist zusammen mit den botanischen Verwandten Gurke und Melone behandelt. Sie galten alle als kühlend und feuchtigkeitsspendend. Deshalb wurden sie als angenehme Speise besonders für die Sommerzeit empfohlen sowie als Nahrung und Heilmittel für Fieberkranke. Vor allem der Kürbis galt als köstliche Nahrung für Gesunde und Kranke, wie Hildegard von Bingen schreibt.

Die positive Wirkung der Kürbissamen bei Beschwerden beim Entleeren der Blase ist seit dem späten Mittelalter in den Kräuterbüchern belegt. Deshalb ist es sinnvoll, regelmäßig Kürbiskerne in die Mahlzeiten zu integrieren, z.B. als Zutat für Salate. Sie passen geschmacklich sehr gut zu Chicorée-Salat.

LATTICH *Lactuca sativa L.*

Zu den kühlenden und feuchten Pflanzen der Klostermedizin gehört auch der Salat, der zu den Lattichgewächsen gehört (Lactuca), die wieder zu den Korbblütlern (Asteraceen) gerechnet werden.

Hildegard bezeichnet die essbaren Lattich-Arten als sehr kalt und rät davon ab, Salate «ohne Würze» zu genießen. Stattdessen empfiehlt sie, Salat zuvor «mit Dill oder mit Essig» oder Ähnlichem zu beizen und vor dem Genuss zweimal mit einer entsprechenden Soße zu übergießen. Hildegard plädierte also damals schon für eine Salatsoße. In dieser Weise gegessen fördere Salat eine gute Verdauung, schreibt sie.

Die Frauen von Salerno nutzten Lattich auch zur Förderung von Muttermilch. Außerdem soll er gutes Blut machen und die Leber unterstützen. Als kühlende, befeuchtende Pflanze wurde Lattich natürlich auch bei Fieber als Nahrung empfohlen.

Salat ist nach heutigen Erkenntnissen die einzige Pflanzenart, die auch ungekocht gut verdaut werden kann. Lattich wird deshalb auch heute bei Darmproblemen wie Verstopfung, Lebererkrankungen und Reizdarm empfohlen.

LAVENDEL (Lavandula-Arten)

Wenn Hildegard von Bingen und ihre Zeitgenossen von «Lavendula» sprechen, dann ist leider nicht ganz eindeutig, um welche Pflanzenart es sich nun wirklich handelt. In Frage kommen vor allem der echte Lavendel (*Lavandula angustifolia* Mill.), der Speik-Lavendel (*Lavandula latifolia* Medik.) oder auch der Schopflavendel (*Lavandula stoechas* L.).

Die Lavandula-Arten gehören jedenfalls zu den Lippenblütlern (Lamiaceen).

In dem Kapitel «De Lavendula» der *Physica* dürfte Hildegard den echten Lavendel meinen. Sie beschreibt ihn als wärmend und trocknend und stellt fest, er tauge nicht für die Speisen, habe aber einen starken Duft. Dieser Duft vertreibe die Läuse. Wobei mit «Läusen» auch die Motten inbegriffen sind.

Im Kapitel zu «Spica» spricht sie von gesunder Wärme und empfiehlt einen Lavendel-Wein. Dazu werden Lavendelblüten in Wein oder in Honigwasser

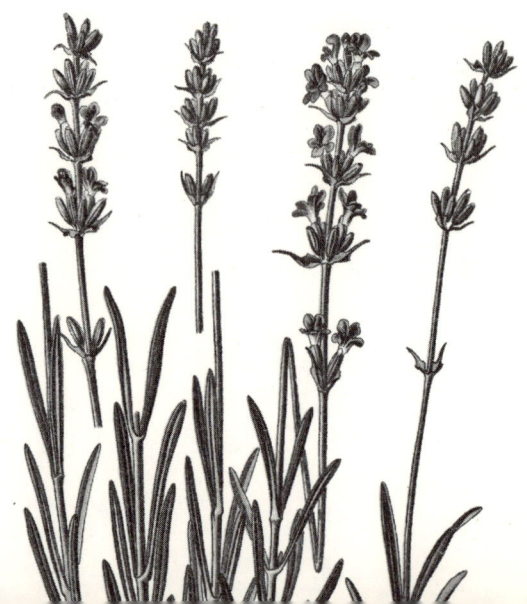

gekocht. Der Sud soll lauwarm getrunken bei Leiden der Leber und der Lunge helfen.

In Salerno wurde Lavendel gegen trägen Magen und Darm wegen «Kälte» (Trägheit) eingesetzt.

Lavendelblüten besitzen vor allem ätherisches Öl, das auch Kampfer enthält. Dazu kommen noch Lamiaceen-Gerbstoffe, Cumarine und Flavonoide. Sie wirken beruhigend und entblähend auf den Magen-Darm-Trakt. Vermutet wird eine sekretionsfördernde Wirkung auf die Gallenblase. Dies könnte die positive Wirkung auf die Leber erklären, die Hildegard anführt.

LAVENDELTEE 2 Teelöffel Lavendelblüten mit 1 Tasse heißem Wasser übergießen und den Sud 5 Minuten ziehen lassen.

LEINSAMEN Linum usitatissimum L.

Der äußerst nützliche Flachs, so die Übersetzung des botanischen Namens, gehört zur Familie der Leingewächse (Linaceen). Der Leinsamen wird überraschenderweise von Hildegard nicht zur Nahrung empfohlen, sondern nur zur äußeren Anwendung. Ein Umschlag soll bei Brustkrankheiten wie Bronchitis helfen. Außerdem beschreibt sie einen Verband bei Verbrennungen. Dazu wird Leinsamen in Wasser stark gekocht. Der Brei wird auf ein Leinentuch aufgetragen, das auf die Verbrennungen oder den Sonnenbrand aufgelegt wurde.

Schon die antiken Ärzte setzten Leinsamen als Umschlag bei Verbrennungen und starkem Husten ein. Sie kannten aber auch die innere Anwendung gegen Verstopfung.

Heute wird Leinsamen vor allem wegen seiner Schleimstoffe (Polysaccharide) geschätzt. Sie werden äußerlich bei Entzündungen der Haut, innerlich als Schutz bei Magenschleimhautentzündung, sowie bei Reizdarm und Verstopfung eingesetzt. Leinsamen kann aber auch bei Durchfall helfen, da seine Schleimstoffe sehr viel Wasser binden können. Insgesamt wird dem Leinsamen eine regulierende Wirkung auf den Darm zugeschrieben. Deshalb ist es empfehlenswert, regelmäßig Leinsamen zu essen. Er eignet sich sehr gut als Zutat im Müsli und in manchen Süßspeisen.

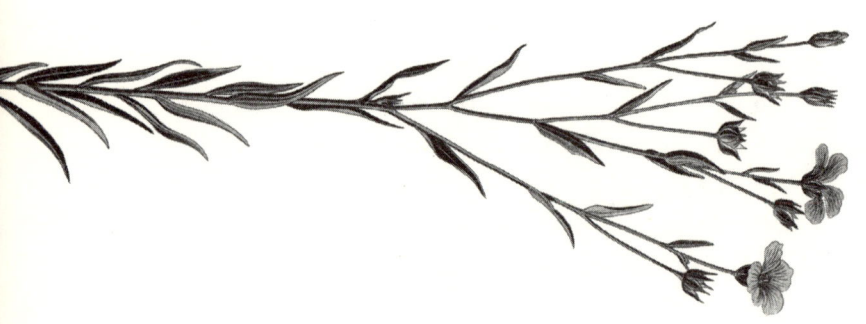

LIEBSTÖCKEL

Levisticum officinale W.D.J. Koch

Der Liebstöckel aus der Familie der Doldenblütler (Apiaceen) ist auch unter dem Namen Maggi-Kraut bekannt, obwohl die Pflanze gar nicht für das entsprechende Produkt verwendet wird. In der Klostermedizin war er eine sehr beliebte Arzneipflanze. Seine Wirkung wurde als gemäßigt wärmend und trocknend beschrieben. Dem folgt auch Hildegard von Bingen. Sie empfiehlt im Kapitel zum «Lubestuckel», wie die Pflanze bei ihr heißt, einen interessanten Hustentrank. Dazu werden gleich große Mengen von Liebstöckel- und Salbeiblättern genommen und doppelt so viel Fenchelkraut. Die Kräuter werden in Wein eingelegt, bis der Wein ihren Geschmack angenommen hat. Nach dem Abseihen soll der Wein leicht erwärmt nach dem Essen getrunken werden.

Im *Kräuterbuch der Klostermedizin* werden nicht nur das Kraut, sondern vor allem die Wurzel und der Samen des Liebstöckel als Heilmittel erwähnt. Wurzel oder Samen in Wein genossen soll die Verdauung stärken und Blähungen beseitigen. Das Kraut und die Wurzel sollen bei Bauchgrimmen helfen. Die Wurzel wurde außerdem zur Förderung des Harnflusses (Diurese) eingesetzt.

Eine harntreibende, entwässernde und krampflösende Wirkung der Wurzel ist heute wissenschaftlich belegt. Die Wirkung wird dem ätherischen Öl der Wurzel zugeschrieben.

TEE ZUR DURCHSPÜLUNG DER HARNWEGE 1 bis 2 Teelöffel zerkleinerte Liebstöckelwurzel mit 1 Tasse kochendem Wasser übergießen, 10 bis 15 Minuten ziehen lassen und abseihen.

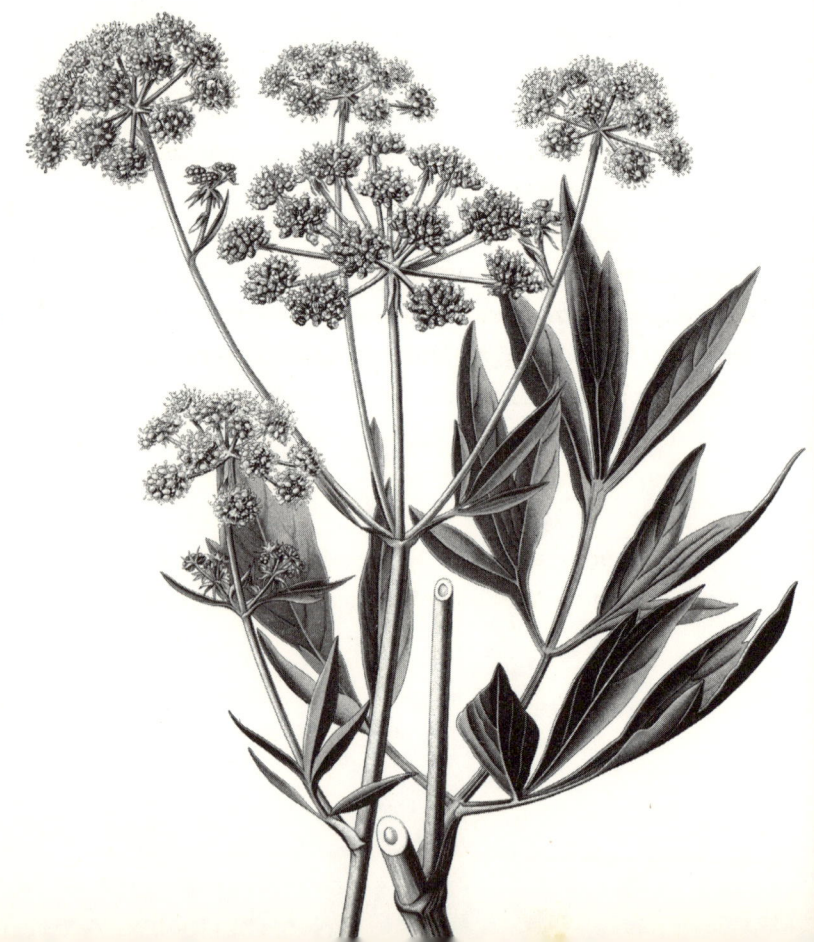

MAIGLÖCKCHEN *Convallaria majalis* L.

Das Maiglöckchen aus der Familie der Maiglöckchen-gewächse (Convallariaceen) ist ein Beispiel dafür, dass die Kräuterheilkunde der Klostermedizin nicht nur mildwirkende Heilpflanzen nutzte, sondern auch hochgiftige, die in ihrer Gefährlichkeit die meisten synthetisch erzeugten Mittel weit übertreffen.

Hildegards *Physica* ist das älteste schriftliche Zeugnis für die medizinische Verwendung des Maiglöck-chens. Wahrscheinlich war ihr die Anwendung aus der Volksmedizin des Rheinlands bekannt geworden. Die Pflanze soll bei Epilepsie und Schlaganfall nützlich sein sowie bei äußerlichen Geschwüren.

Das Kraut des Maiglöckchens enthält Glykoside, die die Leistungskraft des Herzens im Alter erhöhen und bei leichter Herzinsuffizienz zur Unterstützung gegeben werden. Dabei wird nicht das Kraut verwendet, sondern nur die daraus isolierten Glykoside. Für den Hausgebrauch ist das Maiglöckchen absolut ungeeignet. In Ermangelung anderer Mittel haben die Klosterfrauen aber den Einsatz dieser gefährlichen Pflanze gewagt, wenn nichts anderes mehr half.

MALVE *Malva*-Arten

Unter den Vertretern der Malvengewächse (Malvaceen) werden die Wegmalve (*Malva neglecta* Wallr.) und die wilde Malve (*Malva sylvestris* L.) in der Heilkunde verwendet.

In der *Physica* hat Hildegard der Malve ein großes Kapitel gewidmet. Die Pflanze wird als mäßig kühlend und schleimig (also feucht) bezeichnet. Deshalb soll sie nicht roh gegessen werden. Wahrscheinlich aufgrund ihrer kühlenden und feuchtigkeitsspendenden Wirkung bereitet Hildegard mit der Malve ein Mittel gegen Fieber mit Kopfschmerz. Dazu werden Malvenblätter, Malvenblüte und doppelt so viel Salbeiblätter im Mörser zerstoßen und mit Olivenöl vermengt. Der Brei wird auf Stirn und Scheitel gelegt und mit einem Tuch fixiert. Außerdem soll Malve unter Beigabe von Fett die Verdauung fördern.

In der modernen Kräuterheilkunde werden Malvenblüte und Malvenblätter wegen ihrer Schleimstoffe verwendet. Sie können Reizungen lindern und wirken so auch Hustenanfällen entgegen. Ihr Einsatz bei Schleimhautreizungen im Mund- und Rachenraum und damit einhergehendem Reizhusten ist wissenschaftlich anerkannt.

HUSTENTEE 3 Teelöffel Malvenblätter in 1 Tasse kaltem Wasser 10 Minuten ziehen lassen, kurz aufkochen und abgekühlt trinken oder zum Gurgeln und Spülen verwenden. Auch bei Schleimhautreizungen im Mund- und Rachenraum zu empfehlen.

MARIENDISTEL

Silybum marianum (L.) Gaertn.

Die Mariendistel ist ein Mitglied der Familie der Korbblütler (Asteraceen). Sie kommt ursprünglich aus Südeuropa, Kleinasien und Nordafrika, wächst aber auch in Mitteleuropa. Sie wurde in der Antike nur wenig von den Ärzten genutzt, aber Hildegard von Bingen bezeichnet die «Vehedistel» als sehr nützlich. Die Pflanze soll eine angenehme «Kälte» in sich tragen und wird bei «Stechen im Herzen» und anderen Schmerzen empfohlen.

Heute werden die Früchte der Pflanze verwendet. Ihr wichtigster Wirkstoff ist das Silymarin. Dieses Flavonoidgemisch schützt die Leber vor Vergiftung. Sinnvoll ist aber nur die Einnahme von standardisierten Zubereitungen, die sogar bei Hepatitis und Leberzirrhose die Heilung nachweislich fördern können. Silymarin ist das beste aus Pflanzen gewonnene Heilmittel für die Leber. Dies war den Klosterfrauen noch nicht bekannt, aber Hildegard hat diese sehr bedeutende Arzneipflanze in die europäische Medizin eingeführt.

Mariendistel sollte vor allem als Fertigpräparat verwendet werden.

MEISTERWURZ

Peucedanum ostruthium W. D. J. Koch

oder *Imperatoria ostruthium* L.

Die Meisterwurz ist ein bis zu einem Meter hoch wachsender Doldenblütler (Apiaceen), der in fast allen gebirgigen Gegenden Europas anzutreffen ist. Die Pflanze bevorzugt feuchte Plätze und lichte Wälder und blieb so den großen Ärzten in der Antike unbekannt.

Die Meisterwurz ist wahrscheinlich eine Entdeckung der Nonnen und Mönche in der Klostermedizin. Hildegard von Bingen nennt die Pflanze allerdings «Astrenica». Es könnte demnach auch eine Sterndolde wie *Astrantia maior*, die Große Sterndolde, gemeint sein. Die Sterndolden sind ebenfalls Apiaceen. Wurzelstock und Kraut der Großen Sterndolde werden bis heute in der Volksheilkunde als magenstärkendes Mittel verwendet. Die Hildegardmedizin hat sich aber für die Meisterwurz entschieden.

Bekannt ist der Meisterwurz-Wein nach Hildegard, der bei hohem Fieber, also bei Infektionskrankheiten wie der echten Grippe (Influenza), helfen soll.

MEISTERWURZ-WEIN 1 Teelöffel voll gestoßener Meisterwurz-Wurzel am Abend in einer halben Tasse Wein ansetzen und über Nacht stehen lassen. Am Morgen etwas frischen Wein hinzufügen und dann abseihen.

Tagsüber trinkt man von diesem Meisterwurz-Wein schluckweise vor dem Essen. Der Wein muss jeden Abend frisch angesetzt werden!

Da die meisten ätherischen Öle bekannterweise antibakterielle, antimykotische und viruzide Wirkungen besitzen, scheint die Verwendung von Meisterwurz als Zusatzmedikation bei Infektionskrankheiten aus Sicht der modernen Wissenschaft durchaus gerechtfertigt. Auch in Mitteln gegen Verdauungsbeschwerden setzt Hildegard ihre Astrenica ein.

Wichtige Inhaltsstoffe der Wurzel der Meisterwurz sind das ätherische Öl, Gerbstoffe, Harz und Stärke. Ätherische Öle wirken antibakteriell und können auch Viren hemmen.

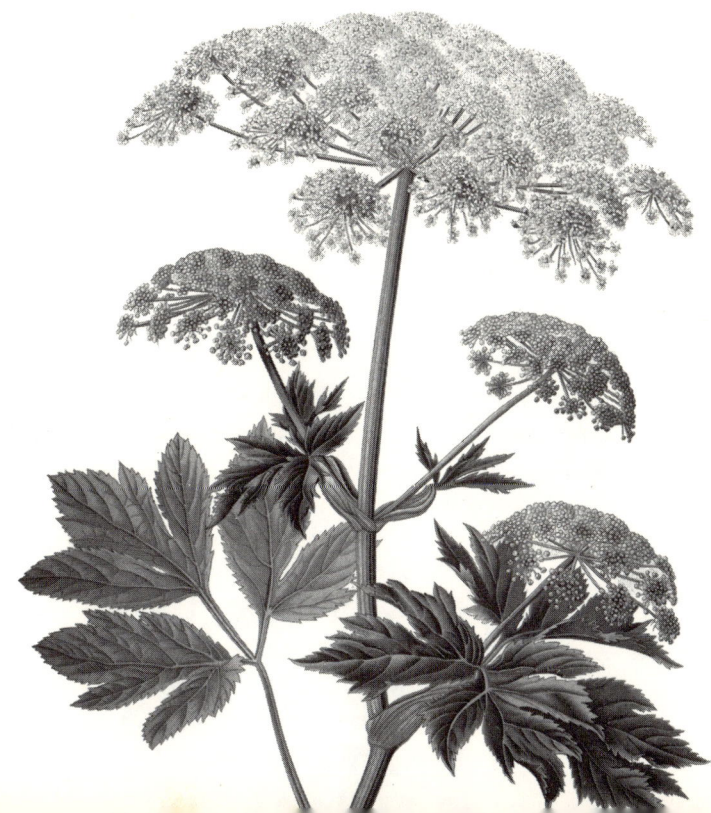

Heute wird Meisterwurz zur Herstellung von Kräuterlikören und Magenbitter verwendet. Die Volksmedizin empfiehlt sie als schweißtreibendes Mittel bei Erkältungskrankheiten sowie als Expektorans bei Husten.

MELISSE oder TAUBNESSEL
Melissa officinalis oder *Lamium album*

Überraschende Schwierigkeiten bereitet die Melisse, obwohl sie als eine der ganz typischen Heilpflanzen der Klosterfrauen gilt. Möglicherweise hat die Klostermedizin die Melisse erst spät entdeckt. In den alten Texten heißt die Melisse entweder Melissa (das ist eigentlich das altgriechische Wort für «Biene»)

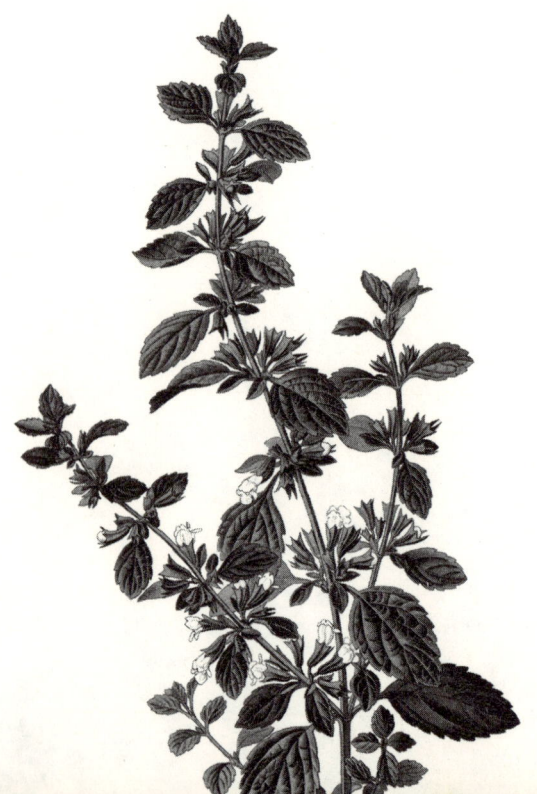

oder Melissophilon, d.h. «bienenlieb», also die Pflanze, die die Bienen lieben. Beide Namen finden sich bei Hildegard, die ja meist deutsche Pflanzennamen angibt, nicht. Aber es gibt in der *Physica* ein Kapitel zu «Binsuga»; das bedeutet: eine Pflanze, an der die Biene gern Honig saugt. Der Name «Binsuga» findet sich auch in anderen Kräuterbüchern des Mittelalters und der frühen Neuzeit, z.B. im berühmten *Garten der Gesundheit* (Mainz 1485) und – nicht weniger prominent – im Kräuterbuch des Leonhart Fuchs (1543). Dort ist aber immer die Taubnessel gemeint. Und so ist es sehr wahrscheinlich, dass auch Hildegard hier von der Taubnessel (*Lamium album* L.) spricht.

Melisse und Taubnessel gehören zu den Lippenblütlern (Lamiaceen). Bei der Taubnessel werden nur die Blüten verwendet, die sehr teuer sind.

Hildegard schreibt, dass «Binsuga» das Herz erfreue. Außerdem nutzt sie die Pflanze samt Wurzel als ein Augenheilmittel.

Von einer beruhigenden Wirkung, für die die Melisse heute steht – neben der Anwendung bei Magen-Darm-Beschwerden –, steht bei Hildegard nichts. Die Taubnesselblüten werden heute als entzündungshemmendes Mittel bei Katarrhen der Atemwege, leichten Reizungen der Schleimhaut in Mund- und Rachenraum und bei Hautentzündungen eingesetzt.

MINZE *Mentha* (verschiedene Arten)

Die Minzen gehören zu den Lippenblütlern (Lamiaceen) und bastardisieren sehr gerne. So entstehen immer wieder neue Arten, manche verschwinden auch wieder. Aus diesem Grund ist in vielen Fällen nicht zu entscheiden, welche Minze-Art jeweils in den Texten der Klostermedizin gemeint ist. Nur die Pfefferminze scheidet immer völlig aus, denn sie wurde erst kurz vor 1700 – also mehr als 500 Jahre nach dem Tod Hildegards – in England gezüchtet oder entdeckt.

Die Bachminze (*Mentha aquatica*) empfiehlt Hildegard, wenn Magen und Darm durch allzu viele Speisen belastet wurden. Außerdem soll sie auch gegen Husten mit starkem Auswurf hilfreich sein. Das entspricht ziemlich genau den Anwendungen, die heute für die Ackerminze anerkannt sind: Magen-, Darm- und Gallenbeschwerden sowie Katarrhe der Atemwege. Als Wirkstoffe gelten das ätherische Öl, die Gerbstoffe und die Flavonoide.

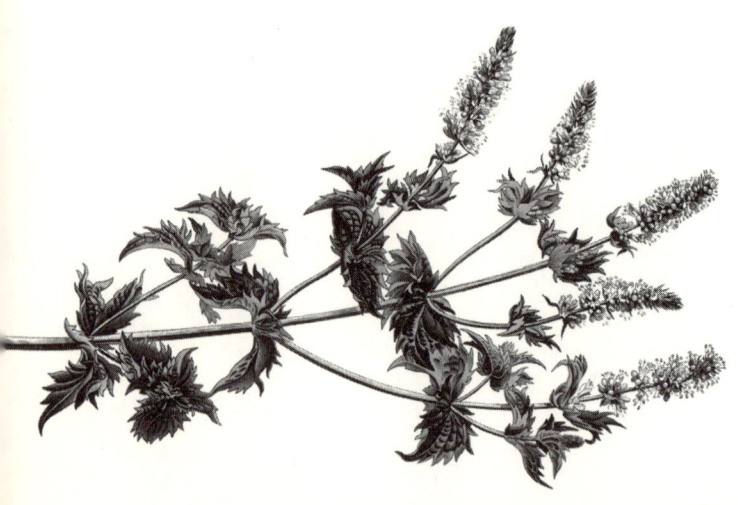

MUSKATNUSS *Myristica fragrans* Houtt.

Die Klostermedizin schätzte die Gewürze aus Fernost, das gilt ganz besonders für Hildegard von Bingen. Muskatnuss galt als wärmend und trocknend. Nach Hildegard soll der Genuss von Muskatnuss das Herz öffnen, den Sinn reinigen und einen guten Verstand bereiten.

Noch gesteigert wird diese positive Wirkung in einer Gewürzmischung, die zu einem Törtchen oder Plätzchen verarbeitet werden soll. Dazu werden Muskatnuss, Zimt und Gewürznelken gemahlen und mit Semmelmehl und Wasser zu Törtchen verbacken. Dieses Gebäck «macht deinen Geist fröhlich und reinigt die Sinne, es mindert alle schädlichen Säfte in dir und verleiht deinem Blut einen guten Saft und macht dich stark», verspricht die Äbtissin.

REZEPT FÜR GUTE-LAUNE-PLÄTZCHEN Zutaten: 20 Gramm frischgemahlene Muskatnuss, 20 Gramm hochwertigen frischgemahlenen Ceylonzimt, 5 Gramm gemahlene Gewürznelken, 500 Gramm Mehl, 250 Gramm Butter, 15 Gramm Honig, 2 Eier. Alle Zutaten zu einem Teig kneten. Den Teig dünn ausrollen und runde Plätzchen ausstechen. Die Plätzchen bei 200 Grad goldbraun backen.

Das ätherische Öl der Muskatnuss hat tatsächlich eine antidepressive Wirkung, es regt den Appetit an und hilft bei Verdauungsschwäche, Völlegefühl, Oberbauch-, Galle- und Leberbeschwerden. Beachtet werden sollte jedoch, dass Muskatnuss in höheren Dosen zu Vergiftungserscheinungen führt.

PETERSILIE

Petroselinum crispum (Mill.) Nyman ex Hill

Petersilie gehört zur Familie der Doldenblütler (Apiaceen) und wird schon seit der Antike bei Erkrankungen der Harnwege eingesetzt. Petersilie galt als sehr stark harntreibend und wurde deshalb vor allem

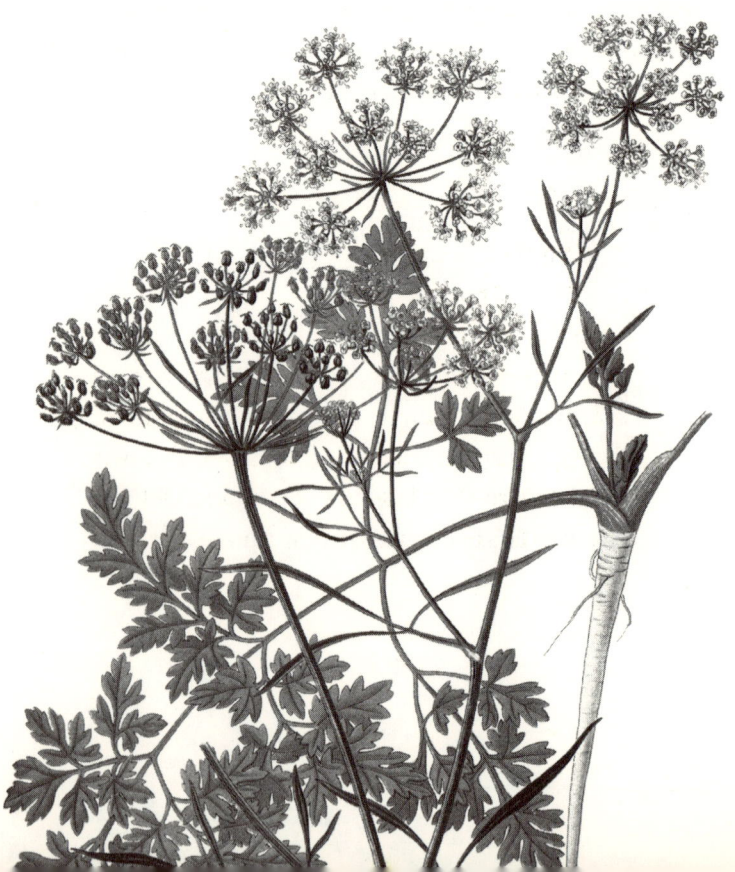

zur Prophylaxe und Therapie von Harnsteinen verwendet.

Auch Hildegard von Bingen beschreibt eine Behandlung gegen Steinleiden, dazu wird Petersilie mit Steinbrech (*Saxifraga granulata* L.) in Wein gekocht. Der abgeseihte Wein wird dann im Schwitzbad getrunken. Mit dem Schwitzbad soll wohl eine Erweiterung der Harnwege erreicht werden.

Auch bei schwachem Magen oder Bauchschmerzen soll Petersilie helfen.

Petersilienkraut und die Wurzel besitzen ätherisches Öl, das eine harntreibende und verdauungsanregende Wirkung hat. Kraut und Wurzel werden deshalb zu Durchspülungstherapien bei Harnwegserkrankungen und zur Vorbeugung und Behandlung von Nierengrieß empfohlen, sowie zur Förderung der Verdauung und bei Magen-Darm-Beschwerden.

QUENDEL oder SANDTHYMIAN
Thymus serpillum L.

Der Quendel ist wiederum ein Lippenblütler (Lamiaceen). Als naher Verwandter des Thymians wird er auch Sandthymian genannt. Er galt als wärmend und trocknend, und Hildegard verwendet ihn vor allem gegen Krätze. Noch heute wird Quendel bei Juckreiz in der Erfahrungsheilkunde verwendet. Für diejenigen, die sich krank und leer im Kopf fühlen, überliefert Hildegard ein Rezept, das an das Muskat-Zimt-Nelken-Törtchen erinnert. Diesmal wird aber nur Quendel als Zutat zu dem Teig gegeben und keine Kräuter- oder Gewürzmischung.

Wie alle Lippenblütler wirkt Quendel durch das ätherische Öl, die Labiatengerbstoffe und die Flavonoide, die sich im Kraut befinden. Er wird in der modernen Kräuterheilkunde nur bei Katarrhen der Atemwege empfohlen. Die Volksmedizin verwendet ihn aber auch bei Verdauungsbeschwerden, entzündlichen Erkrankungen der Harnwege, gegen Juckreiz, Abszesse und rheumatische Beschwerden.

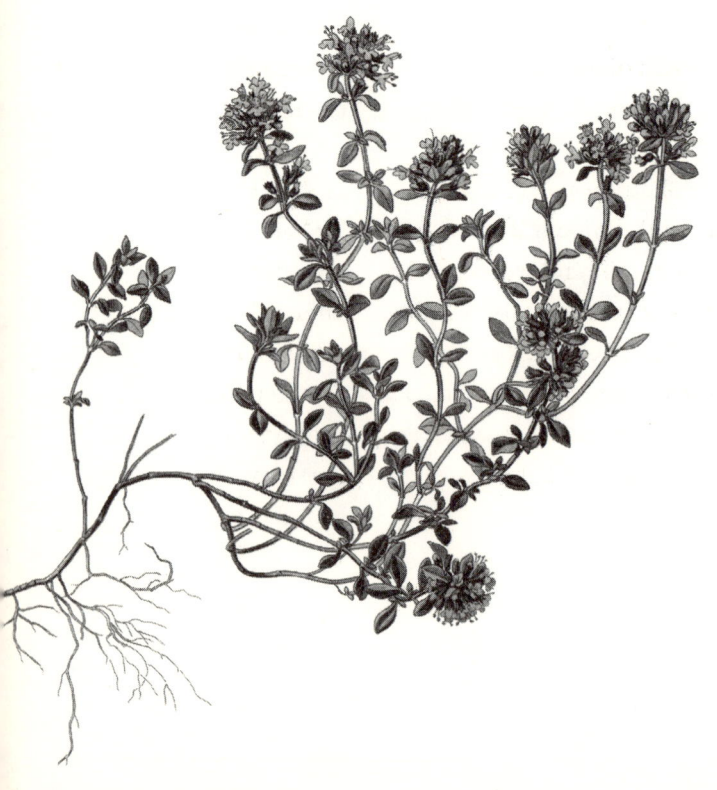

RETTICH *Raphanus sativus*

Der Rettich gehört zur Familie der Kreuzblütler (Brassicaceen). Er war sowohl als Nahrungs- wie auch als Arzneimittel von großer Bedeutung. Da Rettiche bei richtiger Lagerung lange haltbar sind, sorgten sie für frische, vitaminreiche Nahrung in der Winterzeit und im Frühjahr. Daneben empfahl die Klostermedizin die Rettichwurzel als gutes Mittel bei Husten. Rettich galt als gemäßigt wärmend und trocknend.

Auch Hildegard von Bingen hält viel von der Wirkung der Wurzel. Als Nahrung soll er das Gehirn reinigen und die schädlichen Säfte in den Eingeweiden trocknen. Ein gutes Mittel für eine innere Reinigungskur, und zwar besonders bei beleibten Menschen. Hildegard schreibt: «Wenn ein starker und fetter Mensch Rettich isst, heilt dieser ihn und reinigt ihn innerlich.» Rettich reinigt von Schleim, wie Hildegard richtig bemerkt, dies kann auch bei Husten hilfreich sein. Die Wirkung der Rettichwurzel wird heute auf ihre Senf-ölglykoside und das ätherische Senföl zurückgeführt. Sie haben einen schleimlösenden Effekt und regen die Verdauungssäfte in Mund und Magen an. Zudem können sie das Wachstum von Bakterien hemmen. Deshalb ist die Anwendung von Rettich bei Katarrhen der oberen Atemwege und bei Verdauungsbeschwerden auch nach wissenschaftlichen Erkenntnissen sinnvoll.

RINGELBLUME

Calendula officinalis L.

Die Ringelblume aus der Familie der Korbblütler (Asteraceen) wird von Hildegard erstmals in der Arzneikunde beschrieben. Sie wird als kühlend und feucht eingestuft. Sie soll, der Äbtissin zufolge, bei verdorbenem Magen und gegen Ekzeme helfen. Zur inneren Anwendung legt sie die Blütenblätter in guten, leicht erwärmten Wein ein und trinkt den Wein lauwarm.

Gegen Ekzeme empfiehlt Hildegard, eine Salbe aus Schweinespeck und den Blütenblättern der Ringelblume herzustellen.

RINGELBLUMENSALBE Speck und die Blütenblätter in einem Mörser zu einem Brei zerstampfen. Wenn sich die Masse gleichmäßig gelb eingefärbt hat, kann sie als Salbe verwendet werden. Die Salbe ist allerdings nur für wenige Tage haltbar.

Tatsächlich hat sich Schweinefett als sehr gutes Auszugsmittel für die Wirkstoffe der Ringelblume erwiesen. Die Blütenblätter enthalten ein komplexes Vielstoffgemisch, das sich aus ätherischem Öl, Carotinoiden, Flavonoiden, Saponinen und Schleimstoffen (Polysaccharide) zusammensetzt. Ringelblumenblüten werden gegen entzündliche Veränderungen der

Mundschleimhaut und bei schlecht heilenden Wunden eingesetzt, in der Erfahrungsheilkunde auch bei Sonnenbrand, Flechten und Akne.

Für die Anwendung bei Entzündungen in Mund- und Rachenraum wird ein Tee aus den Blütenblättern der Ringelblume gekocht und zum Gurgeln und Ausspülen verwendet. Der Tee kann auch zur Wundreinigung eingesetzt werden.

RINGELBLUMENTEE 1 bis 2 Teelöffel Ringelblumenblüten mit 1 Tasse kochendem Wasser übergießen, 10 Minuten ziehen lassen und abseihen.

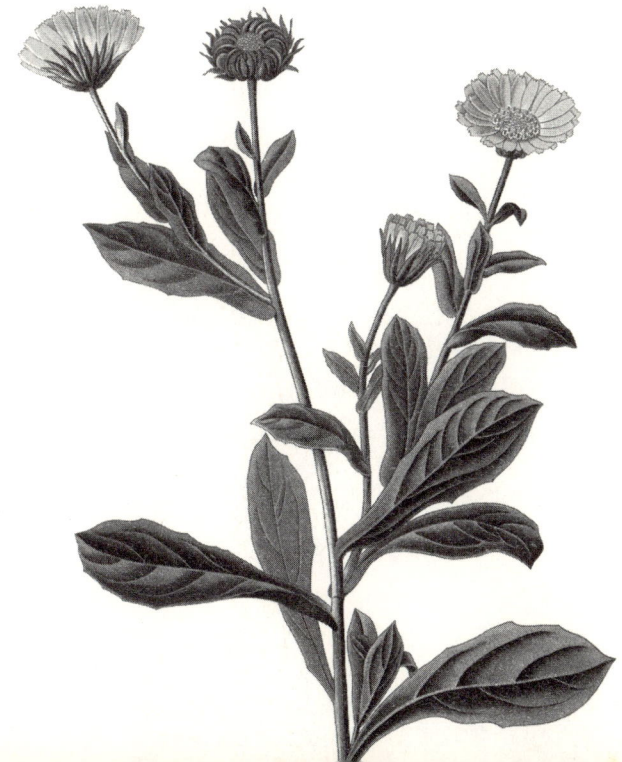

ROSE Rosa canina, Rosa centifolia

Die Blütenblätter der Rose sind eines der wichtigsten Arzneimittel in der traditionellen Medizin Europas. Die Wirkung wurde zwar nur als leicht kühlend und trocknend umschrieben, das Spektrum der Anwendungen ist jedoch erstaunlich groß. Es reicht von Kopf- und Ohrenschmerzen über Fieber, Durchfall und gynäkologischen Beschwerden bis hin zu Brandverletzungen und der allgemeinen Wundbehandlung. Dabei wurden die Rosenblätter in der Regel in Form von Rosenöl oder in Salben verwendet. Das *Kräuterbuch der Klostermedizin* überliefert folgendes Rezept:

ROSENÖL 30 Gramm Rosenblätter in 300 Milliliter Olivenöl einrühren. Die Masse in ein verschließbares Glasgefäß füllen, das sieben Tage lang der Sonne ausgesetzt wird. Danach ist das Öl gebrauchsfertig.

Nach Hildegard verbessert die Rose Tränke, Salben und alle übrigen Heilmittel, wenn ihnen etwas von der Rose beigefügt wird. Von der Äbtissin stammt ein Riechpulver, das eine so stark beruhigende Wirkung haben soll, dass sogar der Jähzorn besänftigt wird.

BESÄNFTIGENDES RIECHPULVER Rosen- und halb so viel Salbeiblätter nehmen, trocknen und zu Pulver zerreiben. Zur Beruhigung einfach daran riechen.

Hildegard gibt folgende Begründung: «Der Salbei tröstet, die Rose erfreut.»

Gegen triefende Augen und Ekzeme hat Hildegard einen einfachen Ratschlag für Frühaufsteher: Frühmorgens frische Blütenblätter sammeln (z. B. von *Rosa centifolia*) und auf die Augen bzw. auf die betroffenen Hautpartien legen und etwas einwirken lassen.

Die Blütenblätter der Rose besitzen ätherisches Öl und sanfte Gerbstoffe, die für die trocknende, zusammenziehende Wirkung verantwortlich sind. Auch wenn die Anwendung bei leichten Entzündungen der Schleimhäute in Mund- und Rachenraum wissenschaftlich anerkannt ist, werden Rosenblätter in der aktuellen Medizin kaum verwendet. Ein Grund dürfte der hohe Preis sein.

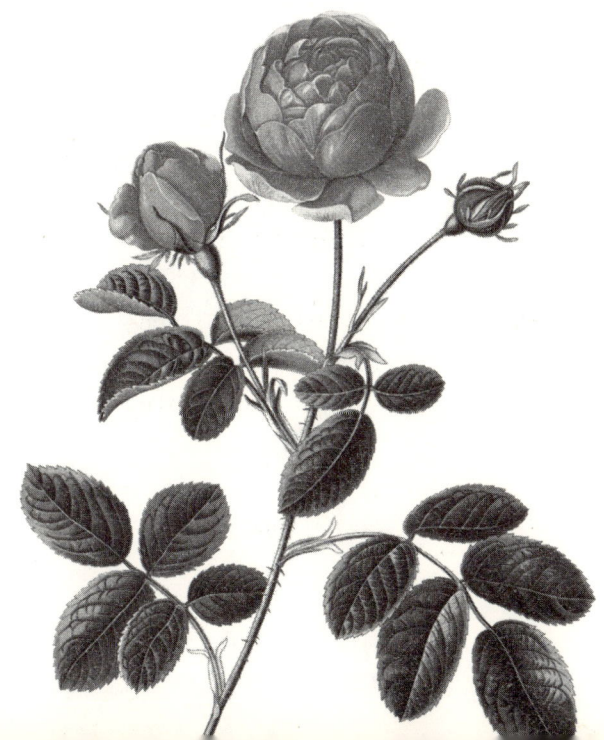

SALBEI *Salvia officinalis* L.

Der Salbei gehört zur Familie der Lippenblütler (Lamiaceen). Schon der lateinische Name «Salvia» zeigt, dass es sich um eine besondere Arzneipflanze handelt, denn «salvia» kommt von *salvare*, d.h. «heilen», oder von *salvus* (gesund). Und so lautet auch ein alter Spruch aus der Zeit der Klostermedizin: «Warum stirbt der Mensch, wenn Salbei in seinem Garten wächst.»

Salbei hat – wie alle Lippenblütler – die Primärwirkungen gemäßigt wärmend und trocknend. Deshalb wird er gegen kranke Körpersäfte eingesetzt wie überflüssiger Schleim (einschließlich Schnupfen) oder

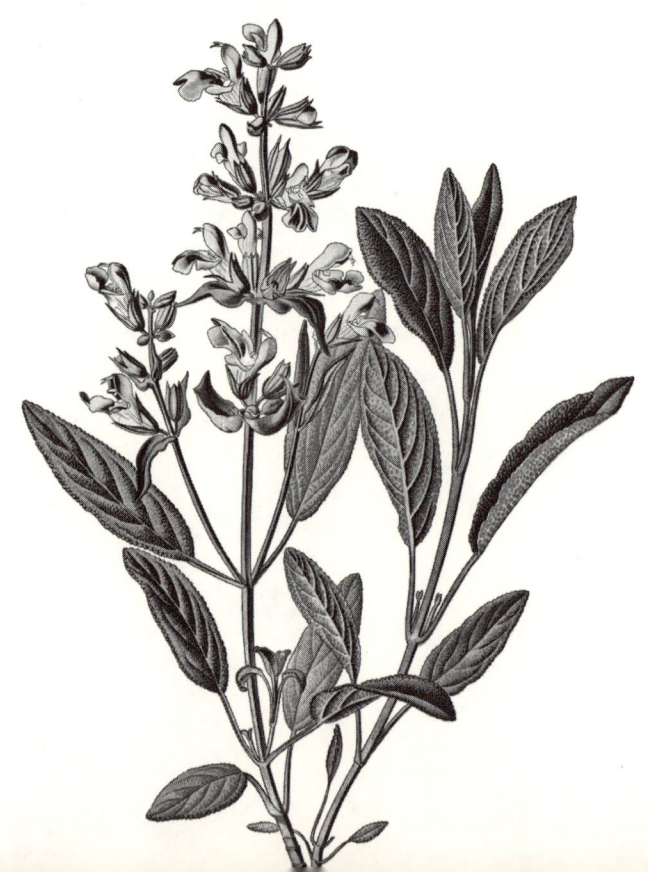

Gicht, was ja ebenfalls auf überschüssigen Schleim zurückgeführt wurde.

In nahezu allen Arzneibüchern des Mittelalters wird der Salbei bei Herzbeschwerden, sogar bei Herzinfarkt, empfohlen. Auch bei Schlaganfall, sei es zur Prophylaxe oder gegebenenfalls auch zur Nachbehandlung von Lähmungen. Diese Anwendungen stehen auch in der *Physica* Hildegards: Schleim in den Atemwegen, Gicht und Lähmung. Außerdem wird die appetitanregende und verdauungsfördernde Wirkung des Salbei angesprochen.

Heute ist bekannt, dass die Salbeiblätter ätherisches Öl, Gerb- und Bitterstoffe und Flavonoide enthalten. Das Gemisch hemmt das Wachstum von Bakterien und Viren, wirkt zusammenziehend, fördert die Verdauung und vermindert die Schweißsekretion.

Wegen der schweißhemmenden Wirkung wird Salbei in den Wechseljahren empfohlen. Anerkannt ist die Wirkung bei Entzündungen der Schleimhaut in Mund- und Rachenraum, und bei Verdauungsbeschwerden. In der Erfahrungsmedizin wird Salbei auch bei Herzschwäche und Husten eingesetzt.

SALBEITEE 2 Teelöffel Salbeiblätter mit 1 Tasse kochendem Wasser übergießen, abgedeckt 10 Minuten ziehen lassen und abseihen.

SCHAFGARBE *Achillea millefolium L.*

Die Schafgarbe gehört zur Familie der Korbblütler (Asteraceen) und war in der Antike ein sehr geschätztes «Wundkraut», das besonders zur Blutstillung und zur besseren Verheilung von Wunden eingesetzt wurde. In den meisten Werken der Klostermedizin fehlt die Pflanze, jedoch nicht bei Hildegard, die die Schafgarbe bei inneren und äußeren Verletzungen und Geschwüren empfiehlt.

Von der Schafgarbe wird das Kraut mit den Blüten verwendet. Die Gerb-, Bitter- und Mineralstoffe verbessern die Wundschließung, das ätherische Öl wirkt entzündungs- und keimhemmend. Heute wird Schafgarbe bei Appetitlosigkeit, Verdauungsbeschwerden, Menstruationsstörungen und entzündlichen Erkrankungen der Haut und der Schleimhäute eingesetzt.

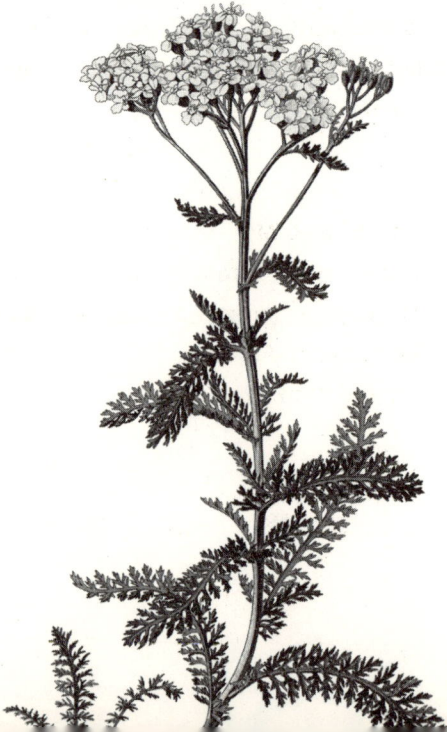

SCHLEHDORN *Prunus spinosa* L.

Der Schlehdorn gehört zur Familie der Rosengewächse (Rosaceen). Der Strauch wird bis zu drei Meter hoch und trägt dunkelblaue Früchte. Die Pflanze wird in den Arzneibüchern nur selten erwähnt. In der *Physica* findet sich dagegen ein längeres Kapitel. Hildegard zeigt überhaupt eine größere Wertschätzung der Sträucher und Bäume, als das sonst in der Klostermedizin der Fall ist.

Die Schlehenfrüchte sind meist erst dann richtig genießbar, wenn sie den ersten Frost erlebt haben. Mit Honig gesüßt helfen sie laut Hildegard bei Gelenkrheumatismus und Gicht. Bei schwachem Magen rät die Äbtissin dazu, in der Pfanne gebratene oder in Wasser gekochte Schlehenfrüchte häufig zu verzehren.

Die Früchte enthalten Gerbstoffe, Amygdalin, Säuren und viel Vitamin C. Sie werden in der Erfahrungsmedizin bei Erkältungskrankheiten und Magen-Darm-Beschwerden empfohlen.

SCHLÜSSELBLUME *Primula veris* L.

Die Schlüsselblume, ein Primelgewächs (Primulaceae), ist eine Frühlingsblume, was bereits in ihrem botanischen Namen zum Ausdruck kommt: *Primula veris* heißt «die erste (Blume) des Frühlings». Sie ist eine echte Hildegardpflanze, denn sie wird in keinem Arzneibuch zuvor erwähnt, und auch in den späteren medizinischen Werken des Mittelalters findet man sie nur ausgesprochen selten. Das Kapitel zum Himmelsschlüssel, wie die Pflanze in der *Physica* genannt wird, zeigt aber auch eine Besonderheit Hildegards. In dem Kapitel werden ausschließlich «magische Praktiken» angeführt. Zuerst weist Hildegard darauf hin, dass die Schlüsselblume «warm» ist, weil sie von der Sonne gestärkt werde. Weiter heißt es, dass diese Wärme die «Melancholie» im Menschen unterdrücke. *Melancholika* ist die «Schwarze Galle», ist sie im Übermaß vorhanden, kann sie schwere Krankheiten auslösen, darunter auch Niedergeschlagenheit und Depressionen. Hildegard geht es hier eindeutig um psychische Zustände, denn sie schreibt: «Wenn die Melancholie im Menschen aufsteigt, macht sie ihn traurig und in seinem Benehmen unruhig und lässt ihn Worte gegen Gott aussprechen. Dies sehen die Luftgeister (aerei spiritus), und sie eilen herbei und bringen solchen Menschen durch ihre Einflüsterungen oft in den Wahnsinn.» Dagegen soll nun die Schlüsselblume helfen, indem man sie auf das Herz des Kranken legt: Die Wärme der Pflanze soll die Luftgeister vertreiben. Es sei betont, dass in der Klostermedizin sonst nie von Luftgeistern im Sinne von Dämonen die Rede ist.

Auch wenn ein Mensch durch schlimme Säfte im

Kopf seine Sinne beraubt wird, soll nach Hildegard das Kraut auf den geschorenen Schädel und auf die Brust gelegt werden. Zum Dritten und Letzten empfiehlt Hildegard die Schlüsselblume bei Lähmungen (Paralisis). In diesem Fall wird das Kraut in einen Becher gegeben, der vermutlich mit Wasser gefüllt ist; es könnte aber auch Wein sein. Wenn das Getränk den Geschmack der Schlüsselblume angenommen hat, soll man häufig davon trinken. Dabei ist interessant, dass die Schlüsselblume in späteren Werken als ein Mittel gegen Lähmungen angeführt wird. Sie wird sogar *Herba paralisis*, «Kraut für Lähmungen», genannt.

In der modernen Kräuterheilkunde verwendet man vorwiegend die Wurzel, nur selten die Blüten. Hauptwirkstoffe sind die Saponine, daneben Flavonoide, ätherisches Öl, Gerbstoffe und Kieselsäure. Wurzel und Blüten fördern den Auswurf des Bronchialsekrets. Deshalb werden Wurzel und Blüten der Schlüsselblume bei Katarrhen der Atemwege empfohlen.

SELLERIE *Apium graveolens* L.

Der Sellerie, ein Vertreter der Familie der Doldenblütler (Apiaceen), war in Antike und Mittelalter eine der ganz großen Arzneipflanzen, wobei er schon damals auch zur Speise genutzt wurde. Er galt als stark wärmend und trocknend und war ein beliebtes Mittel zur inneren Reinigung, gegen Blähungen, Übelkeit, aber auch als Aphrodisiakum. Er wurde als stark harntreibende, ausleitende Pflanze gerühmt.

Hildegard rät vom Verzehr des rohen Sellerie ab, gekocht verschaffe er aber gesunde Säfte. Mit Selleriefrüchten, Weinraute, Muskatnuss, Gewürznelken und Steinbrech (*Saxifraga granulata* L.) bietet sie eine Mischung an, die das beste Mittel gegen Gicht bzw. schwere rheumatische Beschwerden sein soll.

Aktuelle Untersuchungen weisen darauf hin, dass der Sellerie bei erhöhtem Blutzucker und Blutfettspiegel hilfreich sein kann, weil er den Abbau von Zucker und Fett fördert. So wird er in der Erfahrungsmedizin bei rheumatischen Beschwerden empfohlen, aber auch gegen Arthritis, Ödeme, Fettsucht und Verstopfung. Auf jeden Fall ist Sellerie auch heute allein schon wegen seiner gut verträglichen Ballaststoffe ein ideales Nahrungsmittel. In dieser Weise behält Hildegard wieder recht.

SÜSSHOLZ *Glycyrrhiza glabra* L.

Süßholz ist eine Staude aus der Familie der Schmetterlingsblütler (Fabaceen) und stammt aus dem Mittelmeerraum sowie aus Kleinasien. Sie wurde schon in der Antike bei Beschwerden der Atemwege eingesetzt. Die Wirkung wurde allgemein als ausgleichend, erwärmend und befeuchtend beschrieben. Dem schließt sich auch Hildegard an, die des Weiteren über die Wirkung der Wurzel schreibt: «Bereitet dem Menschen eine klare Stimme, auf welche Art sie auch immer gegessen wird, und es macht seinen Sinn mild und erhellt seine Augen und erweicht seinen Magen zur besseren Verdauung.» Darüber hinaus schreibt sie der Süßholzwurzel auch eine psychische Wirkung zu: «Auch dem Geisteskranken nützt es sehr, wenn er sie oft isst, weil es die Wut, die in seinem Gehirn ist, auslöscht.»

Die Süßholzwurzel besitzt ein Stoffgemisch, das vor allem aus Saponinen, Flavonoiden, Cumarinen, Phytosterolen und Schleimstoffen besteht. Die Saponine enthalten Glycyrrhin, das eine entzündungs-

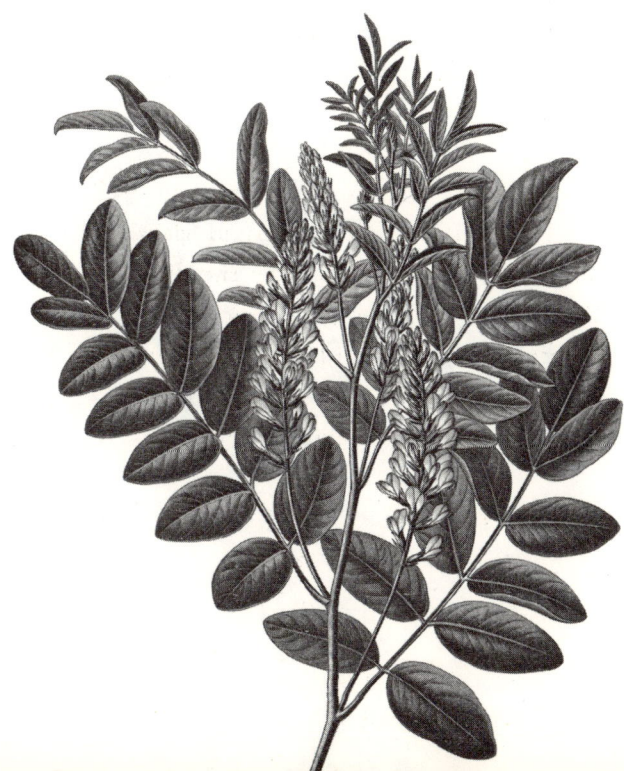

hemmende und schleimhautschützende Wirkung aufweist. Es hat sich als Mittel bei Katarrhen der Atemwege und zur beschleunigten Abheilung von Magen- und Darmgeschwüren bewährt.

SÜSSHOLZWURZELTEE 1 knappen Teelöffel kleingeschnittener Süßholzwurzel mit 1 Tasse kochendem Wasser übergießen, 15 bis 20 Minuten ziehen lassen und abseihen.

TAUBNESSEL *Lamium album* L.

Die Taubnessel gehört wie die Melisse, der Salbei und viele weitere Heilpflanzen zur Familie der Lippenblütler (Lamiaceen). In der *Physica* der Hildegard ist sie wahrscheinlich unter dem deutschen Namen «Binsuga» zu finden. Der Name wurde in der Forschung fälschlicherweise auf die Melisse bezogen (siehe oben unter Melisse, S. 184).

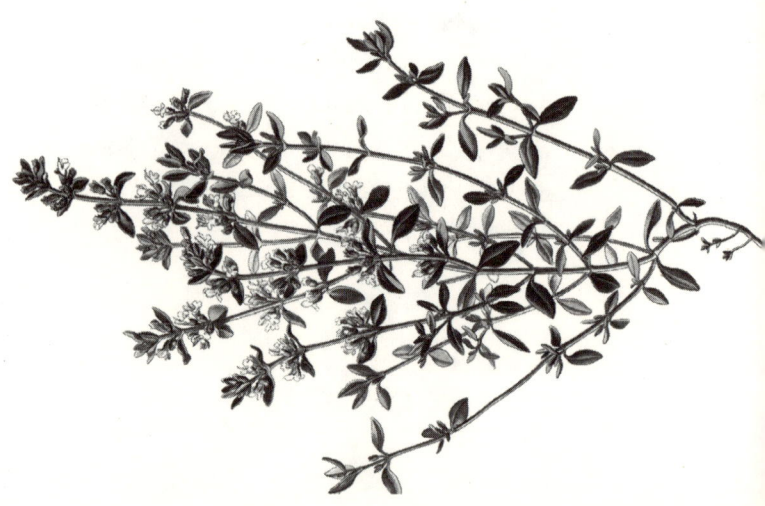

THYMIAN *Thymus vulgaris L.*

Der Thymian ist ein weiterer Vertreter aus der Familie der Lippenblütler (Lamiaceen). Im frühen Mittelalter brachten die Mönche den Thymian zusammen mit anderen Heilkräutern aus dem Mittelmeerraum in die Gebiete nördlich der Alpen. Seine Wirkung wurde als wärmend und trocknend eingestuft. Im *Kräuterbuch der Klostermedizin* heißt es: «Das Pulver (des Krautes) mit gekochtem Honig vermischt und eingenommen, treibt durch Auswurf zähen Schleim aus der Brust heraus.»

Diese Aussage wird durch die moderne Forschung belegt. Wir wissen heute, dass das Thymiankraut ein vorzügliches Hustenmittel ist, welches die Bakterien abtötet, den Auswurf fördert und außerdem einen krampflösenden Effekt besitzt, der für das Abhusten sehr hilfreich ist. Die Hauptwirkstoffe sind neben dem ätherischen Öl Labiatengerbstoffe und Flavonoide. Sie haben antivirale und antibakterielle Eigenschaften und können so die Krankheitserreger bei einem Erkältungsinfekt direkt bekämpfen.

Hildegard schreibt dem Thymian eine sehr starke Wirkung gegen Geschwüre bis hin zu Lepra zu. In der Erfahrungsheilkunde wird Thymian immerhin noch bei verschiedenen Hautproblemen, die durch Viren oder Pilze verursacht wurden, empfohlen.

VEILCHEN *Viola-Arten*

In der traditionellen Medizin wurden verschiedene Arten aus der Familie der Veilchengewächse (Violaceen) genutzt. Dabei ist oft nicht genau zu klären, um welche es sich handelt. In der modernen Kräuterheilkunde spielt nur noch das Stiefmütterchen (*Viola tricolor* L.) eine gewisse Rolle, im Mittelalter wurde wahrscheinlich dem Duftveilchen (*Viola odorata* L.) der Vorzug gegeben. So dichtet das *Kräuterbuch der Klostermedizin*: «Weder die Pracht der Rose noch die Lilie kann die duftenden Veilchen in Gestalt, Geruch und Wirkungsmacht übertreffen.» Dabei war vor allem die Rose eine der wichtigsten Arzneipflanzen der Klostermedizin (siehe Seite 194).

Hildegard schätzt das Veilchen ebenfalls außerordentlich. In der *Physica* hat sie der Blume eines der

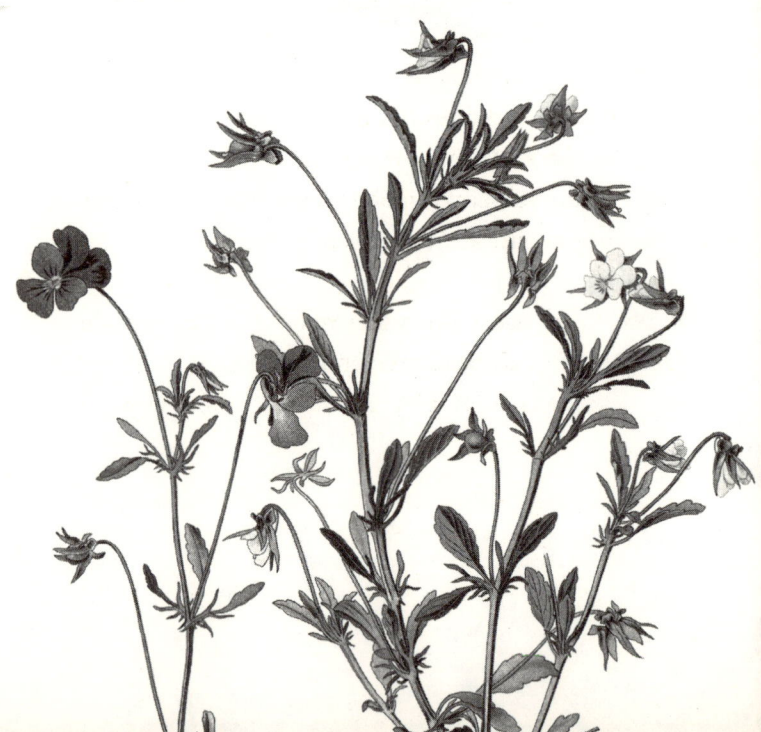

umfangreichsten Kapitel des ganzen Werkes gewidmet. In der Wirkung soll das Veilchen ganz gemäßigt kühlend, fast zwischen warm und kalt sein. Wie bei der Rose wurde das Veilchen vor allem in Form von Veilchenöl verwendet. Nach Hildegard wird es folgendermaßen hergestellt:

VEILCHENÖL In einem neuen Topf gutes Olivenöl zum Sieden bringen. Dann das Veilchenkraut mit den Blüten hineingeben, bis das Öl ganz eingedickt ist. Nach dem Abkühlen die Masse in ein Glasgefäß füllen und geschlossen aufbewahren.

Veilchenöl wurde meist als Ersatz oder als Mischung mit Rosenöl verwendet. Bei Hildegard z.B. gegen Hautprobleme im Augenbereich. Gegen Melancholie und Verdruss bereitete Hildegard einen Wein aus Veilchenblüten:

VEILCHENWEIN Veilchenblüten in Wein kochen. Nach dem Abseihen Galgant und Süßholzwurzel nach Geschmack und Bedarf in den Wein geben, dies nochmal abseihen und dann den Wein trinken.

Den Presssaft von blühendem Veilchenkraut setzt die Äbtissin gegen Kopfschmerzen und Hautekzeme ein. Das Duftveilchen enthält Saponine, ätherisches Öl

und organische Säuren, in den Blüten auch Salizyl-
säureverbindungen. Heute wird die Pflanze überwie-
gend bei Erkrankungen der Atemwege, bei nervösen
Herz- und Befindlichkeitsstörungen, bei Hautbe-
schwerden und bei Rheumatismus angewendet.

WEGERICH
(Spitzwegerich und
Breitwegerich *Plantago*-Arten)

Die Wegerichgewächse bilden eine eigene Familie
(Plantaginaceen). Während heute die Blätter des Spitzwegerich (*Plantago lanceolata* L.) in der Pflanzenheilkunde verwendet werden, nutzte die Klostermedizin
besonders auch die Blätter des Breitwegerich (*Plantago
maior* L.). Ein weiterer Vertreter dieser Familie ist das
Flohkraut bzw. der Sandwegerich (siehe Flohkraut).

In der Klostermedizin galt der Wegerich als stark
kühlend und trocknend. Er zählte zu den wichtigsten
Kräutern bei der Behandlung von Wunden, Verbrennungen und Hauterkrankungen. Auch gegen Durchfall, Schmerzen, Husten und Fieber wurde er aufgrund der kühlenden, zusammenziehenden Wirkung
eingesetzt.

Hildegard bezeichnet den Wegerich allerdings als
wärmend und trocknend. Sie nutzte Wegerich gegen
Geschwüre, Insektenstiche, zur schnelleren Heilung

von Knochenbrüchen und sogar gegen Liebeszauber, also gegen Verliebtheit aus Zauberei. Im letzteren Fall soll der Presssaft von Wegerichblättern helfen.

Die Wegerichblätter enthalten Iridglykoside, Flavonoide, Gerb- und Schleimstoffe sowie Kieselsäure, wobei der Spitzwegerich dem Breitwegerich überlegen ist. Sie werden heute bei Katarrhen der Atemwege und äußerlich bei entzündlichen Veränderungen der Haut und der Schleimhaut von Mund- und Rachenraum empfohlen.

WEGWARTE *Cichorium intybus* L.
Die Wegwarte oder Zichorie ist ein Korbblütler (Asteraceen), der in verschiedenen Formen als Lebensmittel genutzt wurde und wird, sowohl als Salat oder Gemüse. Die geröstete Wurzel dient auch als Kaffee-Ersatz.

Hildegard empfiehlt sie bei Heiserkeit, Brustschmerzen und Verdauungsbeschwerden.

Die Blätter enthalten Bitterstoffe, die Wurzel besitzt außerdem Gerbstoffe. Heute wird die Pflanze bei Appetitlosigkeit, Magen- und Darmbeschwerden, Blähungen und mangelndem Gallenfluss empfohlen.

WEIHRAUCH

Boswellia serrata Roxb. Ex Colebr.

Als Weihrauch wird das Harz mehrerer kleiner Bäume aus der Familie der Balsamstrauchgewächse (Burseraceen) bezeichnet. In Antike und Mittelalter war fast ausschließlich das Harz von *Boswellia sacra* im Handel, einem Weihrauchbaum, der nur im Süden der arabischen Halbinsel im heutigen Oman wächst. Diese Boswellia-Art steht kurz vor dem Aussterben. Heute wird hauptsächlich das Harz von *Boswellia serrata* in der Heilkunde verwendet, ein Baum, der in Indien auf Plantagen gezogen wird.

Weihrauch, der als wärmend und trocknend galt, wurde in der Klostermedizin bei Husten, Erbrechen, Ruhr und Hauterkrankungen eingesetzt. Daneben wurde ihm eine positive Wirkung auf die Stimmung und auf die Gedächtnisfähigkeit nachgesagt.

Auch Hildegard spricht von einer reinigenden Wirkung auf das Gehirn, die zudem die Sehkraft verbessert und Kopfschmerzen beseitigt. Sie empfiehlt dabei wieder einmal Törtchen oder Plätzchen zuzubereiten.

WEIHRAUCHPLÄTZCHEN Aus pulverisiertem Weihrauchharz, etwas feinem Weizenmehl und Eiweiß einen Teig bereiten. Die daraus geformten Plätzchen bei milder Hitze backen.

Vorsicht: Die Plätzchen dienen als Riechmittel, werden also nicht gegessen!

Die wichtigsten Wirkstoffe des Weihrauchs sind die Boswelliasäuren. Ihnen wird eine schmerzlindernde, entzündungs- und bakterienhemmende Wirkung zugesprochen. Noch in der Testphase ist der Einsatz bei chronisch-entzündlichen Erkrankungen des Darmtraktes und der Gelenke. Bei Asthma bronchiale wird von positiven Ergebnissen berichtet.

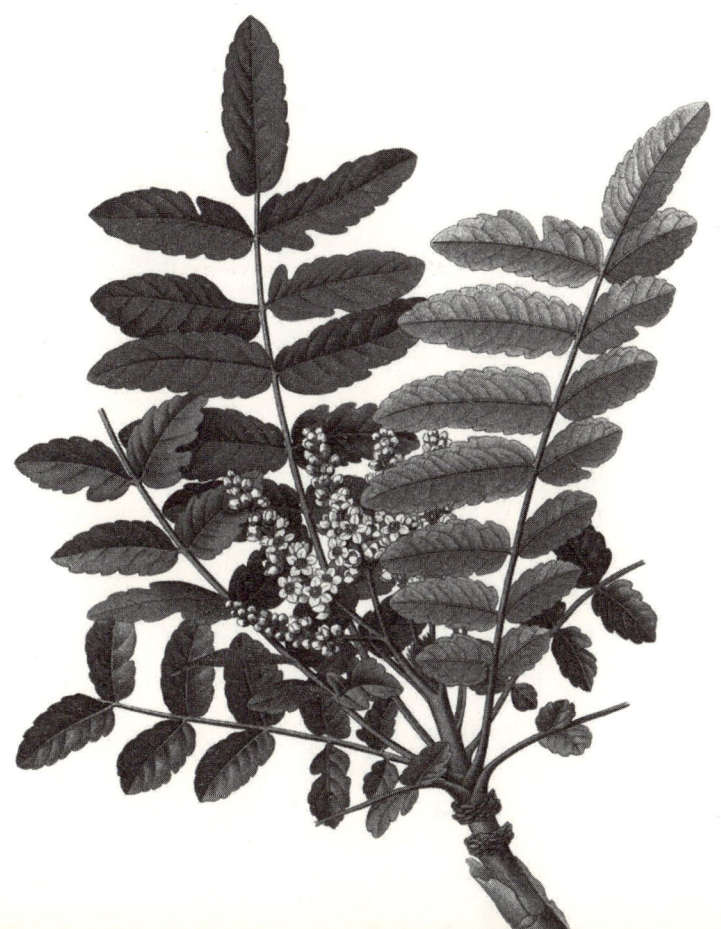

WERMUT

Artemisia absinthium L.

Der Wermut ist ein Korbblütler (Asteraceen) und gehörte zusammen mit den weiteren Artemisia-Arten zu den ganz großen Arzneipflanzen der europäischen Medizingeschichte. Dies gilt gerade auch für die Klostermedizin. Er sei «der wichtigste Meister gegen alle Erschöpfungen», schreibt Hildegard. Gegen Kopfschmerzen soll man den gesamten Kopf mit einer Mischung aus Wermutsaft und erwärmtem Wein waschen. Gegen Brustschmerzen empfiehlt sie folgendes Rezept:

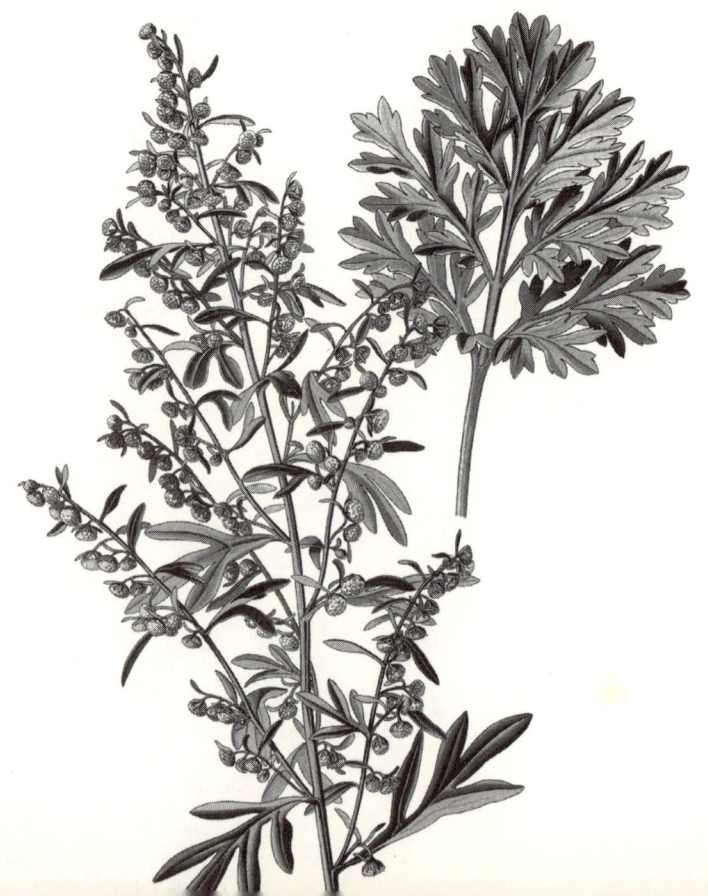

WERMUTÖL Wermutsaft und doppelt so viel Olivenöl in einem gläsernen Gefäß mischen und an der Sonne wärmen. Es kann ein Jahr lang verwendet werden.

Zur Stärkung und zur Reinigung der Verdauungsorgane wurde ein Wein hergestellt.

WERMUTWEIN Frischen Wermut nehmen und den Saft herauspressen. Dann Honig in Wein kochen. Dem Honigwein so viel Wermutsaft beigeben, bis der Saft den Geschmack des Weins übertönt. Der Wein soll kalt über das Sommerhalbjahr hinweg getrunken werden.

Vom Wermut wird das Kraut verwendet. Es enthält Bitter- und Gerbstoffe sowie ätherisches Öl. Wermut gilt als eines der stärksten Bittermittel in der Pflanzenheilkunde. Er wird heute bei Appetitlosigkeit und Verdauungsbeschwerden empfohlen, vor allem wenn die Beschwerden durch Leberschwäche und funktionelle Störungen der Galle bedingt sind. Auch bei Völlegefühl, Blähungen, Magen- und Darmkrämpfen ist die Verwendung von Wermut sinnvoll.

YSOP *Hyssopus officinalis L.*

Der Ysop gehört zu den Lippenblütlern (Lamiaceen) und ähnelt dem Quendel und dem Thymian. In der Klostermedizin wurde er als stark wärmend und trocknend eingestuft. Er galt als eines der besten Mittel bei der Behandlung von Katarrhen der Atemwege und Beschwerden der Verdauungsorgane. «Seine Abkochung mit Honig und Dörrfeigen zubereitet, nützt den Katarrh-Kranken nicht wenig, wenn sie dies trinken und mit der Abkochung den Mund ausspülen, dann macht er die raue Stimme wieder schön», heißt es im *Kräuterbuch der Klostermedizin*. Auch Husten und Schwindsucht werden als Anwendungsgebiete genannt.

Diese Indikationen gibt auch Hildegard von Bingen für den Ysop an. In *Causae et curae* empfiehlt sie bei träger Verdauung, wenn die Speisen im Magen «gerinnen und verhärten», Ysop in Wein einzulegen und zu trinken.

Im *Kräuterbuch der Klostermedizin* wird Ysop auch als schnell wirkendes Mittel gegen Zahnschmerzen genannt. Dieser Einsatz soll noch heute in der Volksheilkunde vorkommen.

Wissenschaftlich wird die Verwendung von Ysop allerdings nicht empfohlen. Es fehlt an überzeugenden Studien. Außerdem sind allergische Reaktionen beobachtet worden.

ZIMT *Cinnamomum verum* J. S. Presl

Der Zimtbaum ist ein Vertreter der Lorbeergewächse (Lauraceen), dessen Rinde seit mindesten 4500 Jahren als Gewürz und Heilmittel genutzt wird. Zuerst in China, ist er seit der Antike auch in Europa bekannt. Die Klostermedizin bezeichnete ihn als wärmend und trocknend und setzte ihn gegen Husten und andere Erkältungsbeschwerden sowie zur Stärkung von Magen und Leber ein. Hildegard von Bingen nennt zusätzlich auch rheumatische Beschwerden und Malaria als Anwendungsgebiete. Dazu stellt sie einen Zimtwein her, indem Zimt in Wein gekocht und noch warm getrunken wird. Bei Fieber und Erkältungsbeschwer-

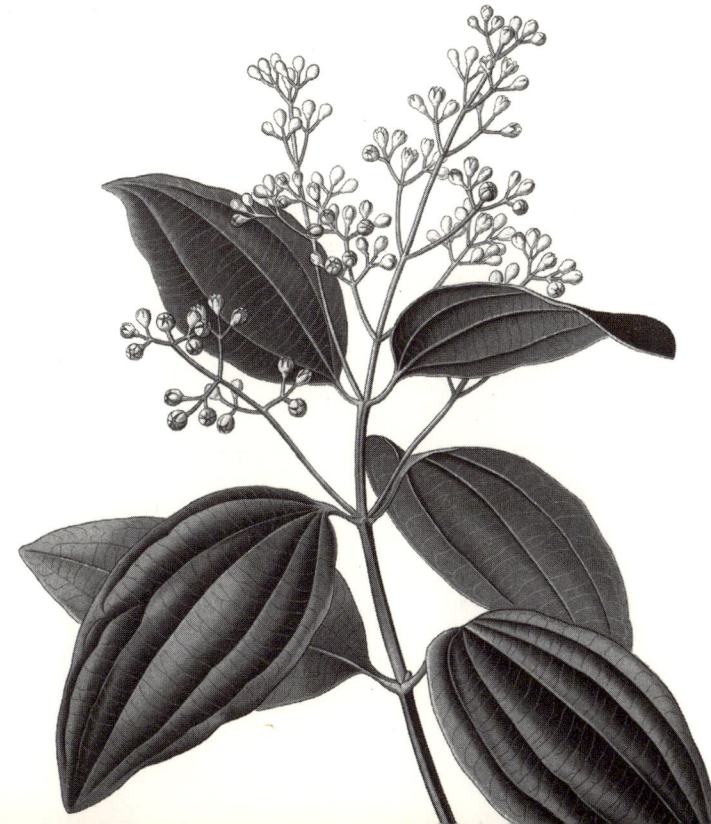

den (schwerer Kopf und schwerer Atem) soll man einfach Zimtpulver mit etwas Brot zu sich nehmen. Das Ergebnis ist mit dem Glühwein vergleichbar. Daneben verwendet Hildegard den Zimt auch in mehreren Heilgewürzmischungen (siehe z. B. unter Muskatnuss, S. 187).

Zimt wirkt durch sein ätherisches Öl. Es sorgt für eine gute Verdauung, indem es die Durchblutung der Magenschleimhaut verbessert, die Verdauungsdrüsen aktiviert und die Darmbewegung anregt. Außerdem hat es eine bakterienhemmende Wirkung. Heute wird der Einsatz von Zimt bei Appetitlosigkeit, Blähungen, Völlegefühl und leichten krampfartigen Beschwerden im Magen-Darm-Bereich, Darmträgheit und Aufstoßen empfohlen. In der Erfahrungsheilkunde wird er auch bei Durchfall und Erkältungskrankheiten eingesetzt.

Regelmäßig verwendet soll er den Stoffwechsel unterstützen. Bei der Einnahme von mehr als einem Gramm über längere Zeit können allerdings Magenbeschwerden auftreten. Allergische Reaktionen sind ebenfalls möglich.

ZITWERWURZEL

Curcuma zedoaria Roscoe

Zitwer, auch Weiße Curcuma genannt, gehört zur Familie der Ingwergewächse (Zingiberaceen) und kommt aus Indien. Wie beim Ingwer wird die Wurzel verwendet. Allerdings spielt sie heute als Gewürz kaum noch eine Rolle. Im Mittelalter und hier vor allem in der Klostermedizin war der Zitwer jedoch eine häufig genannte Arzneipflanze. Hildegard schätzte ihn wie auch die übrigen Ingwergewächse besonders. Bei Schwächeanfällen rät sie, Zitwer und Galgant mit etwas Honig in Wein kurz zu kochen und lauwarm zu trinken. Bei Magenschwäche gibt es wieder ein Plätz-

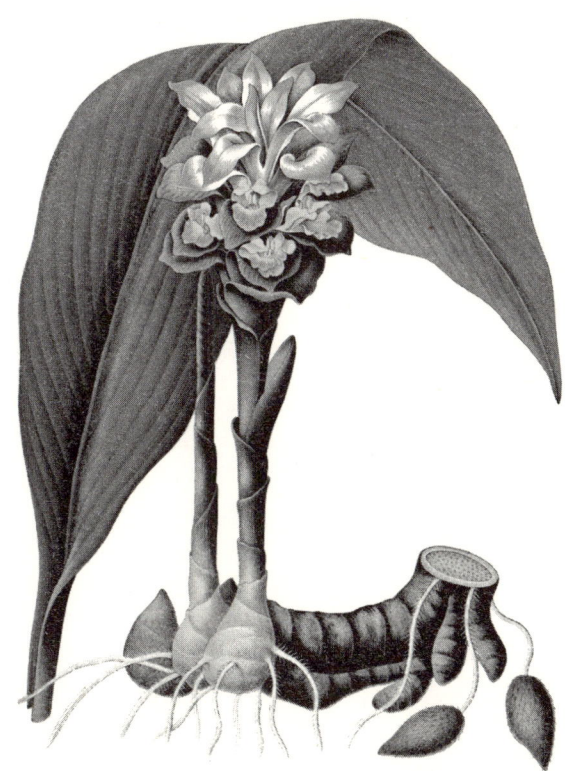

chenrezept mit Zitwerwurzel. Dazu wird Zitwerpulver mit etwas Wasser und Semmelmehl zu Törtchen
geformt, die bei sehr milder Hitze gebacken werden.
Wissenschaftlich sind für die Zitwerwurzel keine
medizinischen Wirkungen belegt.

AUSGEWÄHLTE LITERATUR

Änne Bäumer: *Wisse die Wege: Leben und Werk Hildegards von Bingen*. Frankfurt am Main 1998

Barbara Beuys: *Denn ich bin krank vor Liebe. Das Leben der Hildegard von Bingen*. 2. Auflage München 2004

Elisabeth in Marburg. Der Dienst am Kranken. Ausstellung des Universitätsmuseums für Kunst und Kulturgeschichte Marburg. Marburg 2007

Gudrun Gleba: *Klosterleben im Mittelalter*. Darmstadt 2004

Monika Helen Green: *The Trotula. An English Translation of the Medieval Compendium of Women's Medicine*. Philadelphia 2002

Hildegard von Bingen: *Welt und Mensch*. Das Buch «De operatione dei» aus dem Genter Kodex, übersetzt und erläutert von Heinrich Schipperges. Salzburg 1965

Hildegard von Bingen: *Heilwissen*. Von den Ursachen und der Behandlung von Krankheiten nach der Hl. Hildegard von Bingen. Herausgegeben von Manfred Pawlik. 2. Auflage Augsburg 1990

Hildegard von Bingen: *Heilkraft der Natur. ‹Physica›*. Das Buch von dem inneren Wesen der verschiedenen Naturen der Geschöpfe. Erste vollständige, wortgetreue Übersetzung, bei der alle Handschriften berücksichtigt sind, übersetzt von Marie-Louise Portmann. Augsburg 1991

Kay Peter Jankrift: *Mit Gott und schwarzer Magie*. Medizin im Mittelalter. Darmstadt 2005

Peter Murray Jones: *Heilkunst des Mittelalters in illustrierten Handschriften*. Stuttgart 1999

Kräuterbuch der Klostermedizin. Der «Macer floridus». Medizin des Mittelalters. Herausgegeben von Johannes Gottfried Mayer und Konrad Goehl. Holzminden 2003

Krone und Schleier. Kunst aus Mittelalterlichen Frauenklöstern. Herausgegeben von der Kunst- und Ausstellungshalle der Bundesrepublik Deutschland, Bonn und dem Ruhrlandmuseum Essen. München 2005

Britta-Juliane Kruse: *Verborgene Heilkünste: Geschichte der Frauenmedizin im Spätmittelalter. Quellen und Forschungen zur Literatur- und Kulturgeschichte*. Berlin 1996

Mönchtum in Ost und West. Historischer Atlas. Herausgegeben von Juan Maria Laboa. Regensburg 2003

Johannes Gottfried Mayer, Bernhard Uehleke und Kilian Saum: *Handbuch der Klosterheilkunde*, München 2002

Walter Nigg: *Hedwig von Schlesien*. Würzburg 1991

Georg Schwaiger und Manfred Heim: *Orden und Klöster. Das christliche Mönchtum in der Geschichte*. München 2002

Max Wichtl: *Teedrogen und andere Phytopharmaka. Ein Handbuch für die Praxis auf wissenschaftlicher Grundlage.* 4. Auflage Stuttgart 2002

Christian Zippert und Gerhard Jost: *Hingabe und Heiterkeit. Vom Leben und Wirken der heiligen Elisabeth.* Kassel
2006

BILDNACHWEIS

Wellcome Library, London: Seite 27

Ulrich Kneise, Eisenach: Seite 53

Württembergisches Landesmuseum, Frankenstein/ Zwietasch: Seite 79

bpk/SBB: Tafelteil S. 1

The J. Paul Getty Museum: Tafelteil S. 2

Christine Krienke, Denkmalpflege Hessen: Tafelteil S. 3 oben

Biblioteca Governativa di Lucca: Tafelteil S. 4, Tafelteil S. 5

Aus: Elisabeth Huwer, Das deutsche Apothekenmuseum, Regensburg 2006: Tafelteil S. 7 unten

Rheinisches Bildarchiv, Köln: Tafelteil S. 8

Bibliothèque nationale de France: Tafelteil S. 9 oben

Johannes Mayer: Tafelteil S. 3 unten, Tafelteil S. 10, Tafelteil S. 11 oben, Tafelteil. S. 12 oben, Tafelteil S. 14, Tafelteil S. 15 oben + unten, Tafelteil S. 16

Biblioteca Medicea Laurenziana, Firenze: Tafelteil S. 11 unten, Tafelteil S. 12 unten

ÖNBW Bildarchiv, Wien; Cod. 93, fol. 111: Tafelteil S. 13

Aus: Richard Toellner, Illustrierte Geschichte der Medizin, Vaduz 1992: Seite 75

Aus: Johannes Duft (Hg.), Studien zum St. Galler Klosterplan, St. Gallen Fehr'sche Buchhandlung 1962 (Mitteilungen zur Vaterländischen Geschichte, Bd. 42): Tafelteil S. 6

Aus: Kay Peter Jankrift, Mit Gott und schwazer Magie. Medizin im Mittelalter, 2005: Tafelteil S. 6, Tafelteil S. 9 unten

Alle Pflanzenabbildungen im Kräuterbuchteil stammen aus dem Band G. Papst und Fr. v. Zerschwitz (Hg.): Köhler's Medizinal-Pflanzen, Gera 1887